図解

短時間でしっかりわかる
依存症の話

大石クリニック院長
大石 雅之
Masayuki Ohishi

日本文芸社

はじめに

「依存症」と聞くとみなさんは何を連想しますか？

ひと昔前まで、依存症といえばアルコールやギャンブルなど、ごく一部のタガが外れた人がなるもの、という偏見がありました。ところが近頃、ネット依存、スマホ依存、マスク依存、推し依存など、医学的観点からは病気と認められていないものもありますが、色々な〇〇依存が増えています。

依存症は風邪のように、誰でもなる可能性があります。高学歴の人、一流企業に勤めている人、教育者や医者も例外ではありません。おとなしい人や努力家で責任感が強い人、問題が起きても1人で無理を重ねてしまう人も多いです。きっかけも、よくある誘いや気晴らしだったりします。

風邪と違うのは、一度依存症になってしまうと以前の状態には戻れないということ。放置すると問題行動はエスカレートして、影響は周囲にも及びます。失職や家庭崩壊を招き、犯罪者として刑務所に入ることにもなりかねません。

近年は、「会社をクビにならないように何とかしてほしい」と、夜間外来に通って依存症を克服しようとしている人も増えています。早期なら回復も早く、アルコールなら断酒をしなくても節酒という方法も選択できるでしょう。

やめられないのは、誰のせいでもなく病気だからです。処方薬や市販薬、ホスト、地下アイドルなど、依存対象も広がっているので、家族の依存症や思春期の子どものことで悩んでいる人にも、よりよい関わり方を知っていただけたらと思います。

医療法人社団 祐和会　大石クリニック院長　**大石 雅之**

第1章 誰でもなり得る「依存症」のメカニズム

※本書に掲載している事例は、典型例を元に架空の事例を作成しました。

第1章

誰でもなり得る「依存症」のメカニズム

現代人の9割は何かに依存している!?

依存症になる可能性は誰にでもある

「本当はやめたいけれど、なかなかやめられない」ということはありませんか。例えば、お酒の飲みすぎやパチンコ、インターネット、買い物のしすぎなど。適度に楽しむ範囲を超えてもやめられないとしたら、その物自体や行為に依存している可能性があります。さらにエスカレートして、**日常生活に支障をきたしているにもかかわらず、どうしてもやめられない、自分自身の力だけではどうにもならない状態を「依存症」といいます。**

現代社会では、様々な心の病を抱える人が増えています。なかでも依存症は、本人のみならず家族や社会全体にとっても深刻な問題。依存症と聞くと、薬物やギャンブルに手を出すようなごく一部の人がなるものと思われがちですが、身近なものや日常的な行為なども依存症を引き起こす要因となります。自覚がないだけで、今この瞬間も何らかの依存症になっている可能性があるのです。

ＷＨＯ（世界保健機関）が作成するＩＣＤ-11（国際疾病分類第11版）には、スマートフォンなどの普及でゲーム依存の問題が深刻化し、「ゲーム障害」という病名が新たに加えられるほど世界的な関心が高まっています。さらに、近年は性に関わる問題行動が急増し、大石クリニックの疾患別新規患者数にもあらわれています。**依存症は特別な人だけの疾患ではなく、身近なものがきっかけで発症する、誰でもなり得る病気なのです。**

依存症の新規患者数は徐々に増えている

依存症の新規患者数は、じわじわと増え続けています。近年特に増加が目立つのは、性に関わる問題行動です。

依存症の新規患者数の推移

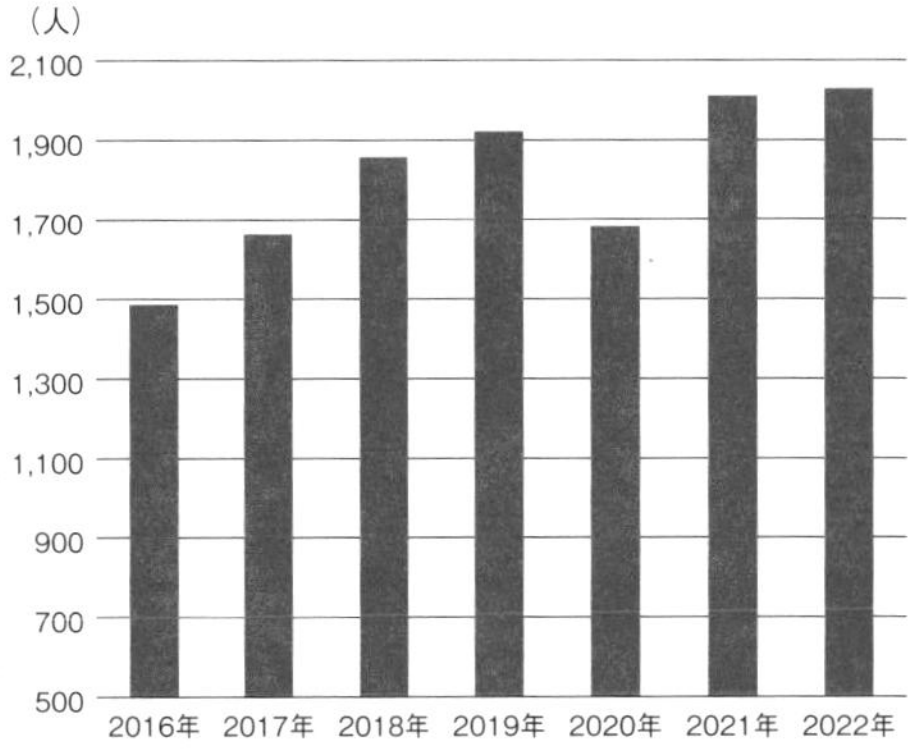

大石クリニック調べ

新規患者数の推移からわかる依存症の増加

左のグラフは依存症の治療を専門に行っている、大石クリニックの新規患者数の推移です。2020年に減少したのは、新型コロナウイルスの感染拡大による受診控えと考えられます。

依存症の疾患別、新規患者数の推移

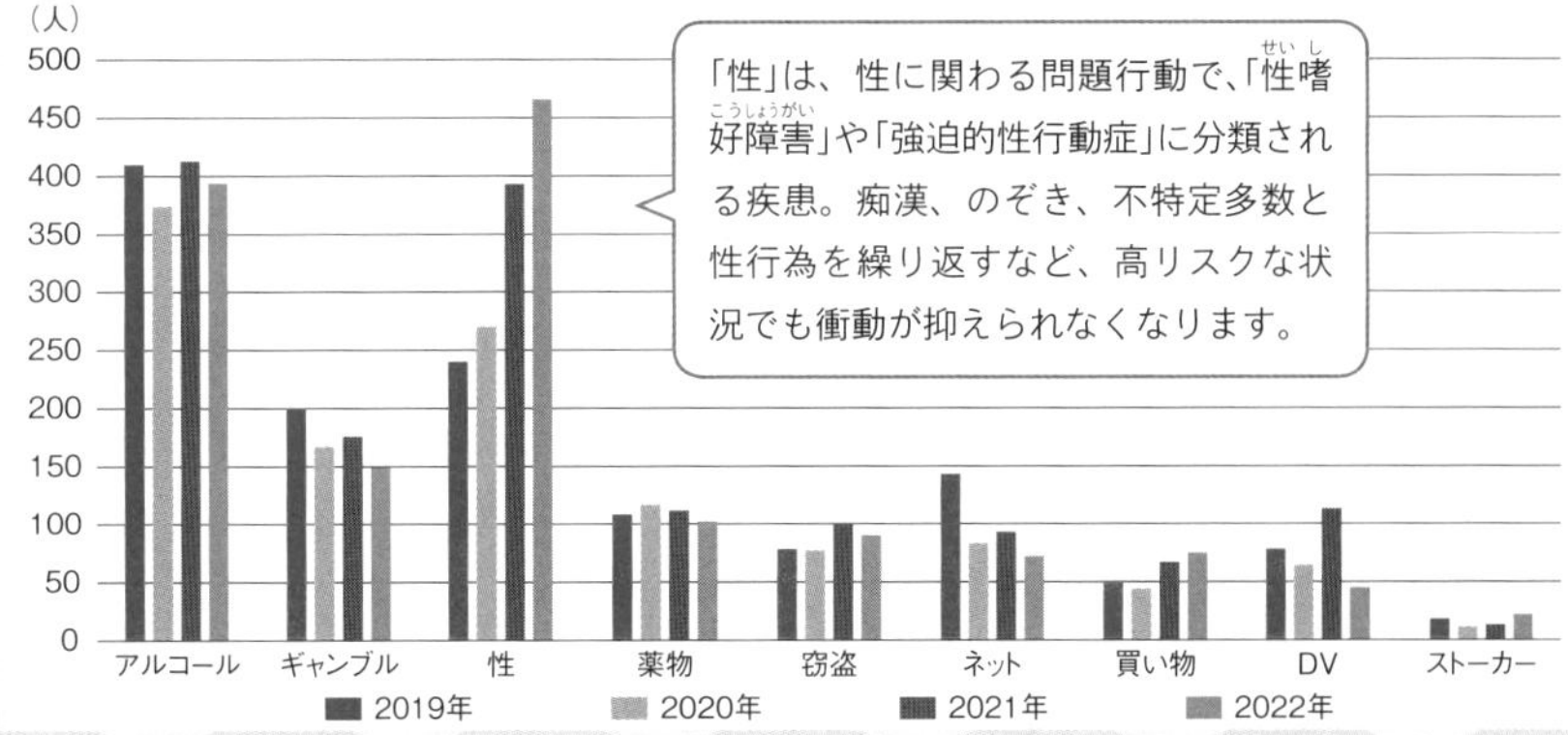

大石クリニック調べ

間違った思い込みをなくす！
誤解の多い依存症

回復の第一歩は依存症を正しく知ること

依存症についての誤った印象や思い込みは意外に多く、予防や回復の妨げになります。

たまに薬物乱用の防止ポスターで、薬物によって変わり果てた人を描いたものがありますが、実際には依存症患者と見た目でわかるような姿になるのは重症なケースで、ごく「普通」に見える人が依存症ということも珍しくないのです。

例えば薬物依存症になると、普通の暮らしに戻れないと思う人もいるでしょう。確かに依存症の完治は難しいものですが、回復して社会復帰することは十分可能です。また、治療を始めたらお酒を完全にやめさせられるのが耐えられないからと、医療機関の受診を避ける人もいます。依存対象によっては、いきなり完全に絶つのは現実的でないものもあり、「依存対象・依存行動を減らして、生じる問題も減らしていく」ことを重視した実現可能なプログラムで治療を進めていきます。また、なかなかやめられないのは脳の仕組みの変化によるものなので、だらしがない、意志が弱いといった性格のせいではありません。

家族や周囲の人の関わり方も回復を大きく左右します。よかれと思ってしたことが逆効果になる場合もあるので、専門家などの助言をもとにした適切な対応が重要です。**自分が依存症にならないためにも、依存症になった誰かを助けるためにも、まずは正しい知識を身につけましょう。**

依存症の間違った思い込み!

下記の例は、依存症に対する間違った思い込みや偏見の一部です。
このような偏見や勘違いは、症状を悪化させる要因になっています。

依存症から復活するには完全にやめるしかない

完全にやめるかどうかはケースバイケース。アルコールやニコチンのように、薬を併用しながら少しずつ減らすほうが効果的な場合もあります。

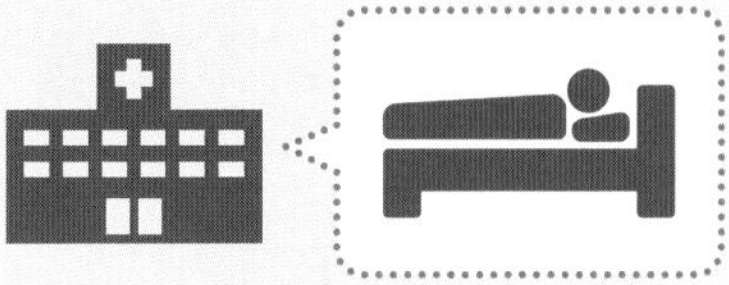

入院をしなければ依存症は治らない

強制的に入院させないと回復しないと考えられていた時代もありますが、現代では外来治療が主流となりつつあります。

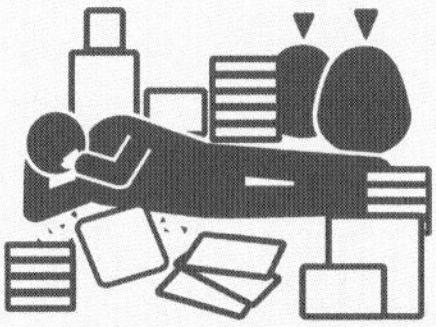

依存症になるのはだらしなく根性がない人

依存症は性格や意思の弱さにかかわらず、条件が整えば誰でもなる可能性があります。一度陥ると脳の状態が変化し、自分の意思でコントロールが困難に。

依存症患者はみんな廃人である

見た目ではっきりわかるのは、よほど重症のケースでむしろ少数派。学校や会社で普通に挨拶を交わしている人の中にも、依存症患者はいます。

家族が頑張らないと依存症は治らない

孤独にさせないことは重要ですが、家族や周りの人が気合を入れて叱咤激励することが逆効果になる場合も。回復に結び付く適切な接し方を学ぶことが大切です。

そもそも「依存する」ってどういうこと？

「よい依存」は生きるために必要なこと

世の中には「依存するのはよくないこと」というネガティブなイメージがあるかもしれません。しかし、意外にも**依存の第一歩は「よい結果をもたらした行動を記憶して、その行動を繰り返す」ことから始まります**。

　例えば、「お酒でストレスが解消できた」「内気な性格だがほろ酔い状態なら会話が弾む」という記憶は、お酒がもたらすよい結果として脳にインプットされます。すると、同じような状況になったらお酒を飲むという行動を繰り返すようになります。これが、よい結果をもたらした行動を習慣化している状態、すなわち「依存」といえます。**生きていくためによい結果を求めて行動するのは当たり前で、生物が環境に適応するための健全な機能**なのです。

　ただし、最初はストレス解消やコミュニケーションの助けとして飲んでいても、お酒だけに頼りすぎると摂取量や頻度が増加。やがて、飲まないと何も手に付かないなど、**自分ではやめることもコントロールすることもできない悪い依存状態に陥ってしまいます**。それを防ぐには、特定の物事だけに過度に依存しなくても済むように、自分に合ったストレス解消の方法をいくつか用意しておくこと。そうすれば、心身のバランスもとりやすくなります。こうした依存は、日常生活をスムーズにしてくれる「よい依存」です。

なぜ人は依存するの?

脳には、気持ちや状況を改善できる方法がわかると、それをよい経験として記憶し、繰り返すという仕組みが備わっています。

色々な体験の中から よい経験を記憶する

スポーツで気分転換できた、お酒で仕事のストレスを忘れられたなどの体験を、脳がよい経験として記憶する。

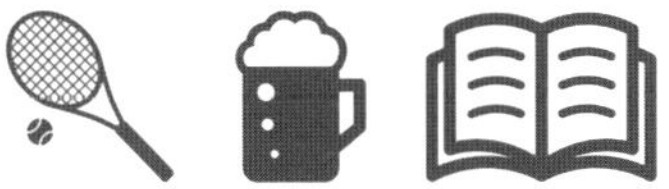

→

よい結果をもたらした 行動を繰り返し行う

仕事でストレスを感じると飲みに行って解消するようになり、お酒を飲むこと自体がストレス解消法として習慣化する。

よい結果になったことを習慣化する ＝ 依存

依存するのは悪いことではない!

ほどよく頼って気分転換やリラックスができ、意欲が湧いてくるならば、それは治療が必要な「依存症」ではなく「よい依存」です。

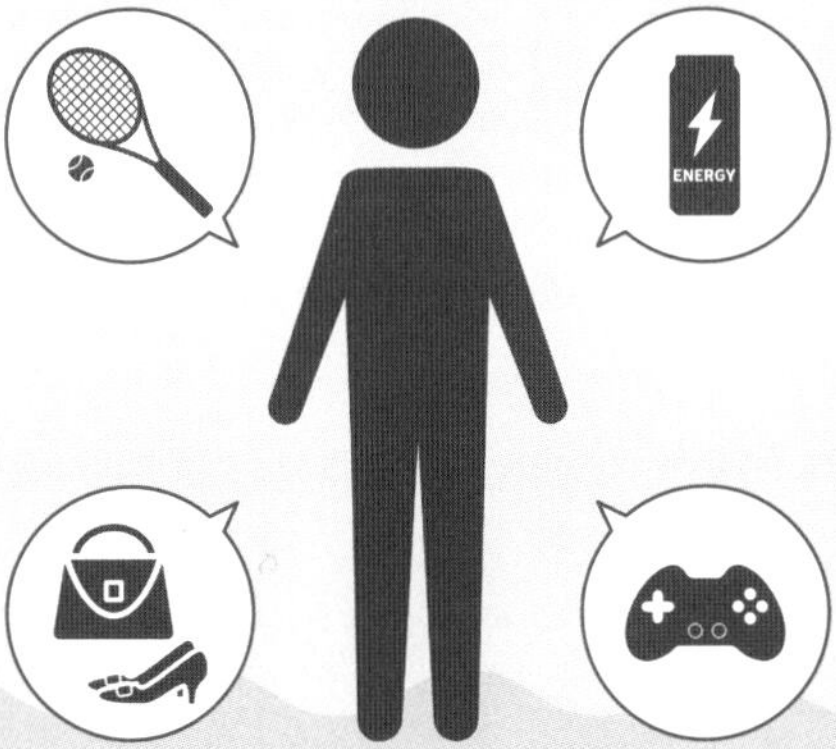

色々な解消法に ほどよく依存する

ストレス解消をお酒だけに頼っていると依存症になってしまうリスクがあります。友人とのおしゃべりやスポーツ、ゲーム、ショッピングなど、色々な解消法を取り入れましょう。

理性は本能に負けやすい!? 脳の中には3つの機能がある

依存症は3つの脳の機能の不和が原因

人の脳には大きく3つの機能があります。**1つ目は「生命維持を司《つかさど》る」機能で、例えるなら「爬虫類の脳」**。普段はほとんど意識することはありませんが、呼吸をする、心臓を動かすなど、まさに生きるために欠かせない活動を指示しています。**2つ目は「感情を司る」機能で、例えるなら「サルの脳」**。喜怒哀楽をはじめとする心の動きを指示します。**3つ目は「理性を司る」機能で、例えるなら「ヒトの脳」**。言葉という道具を使用して情報を分析し、理性的な行動を指示します。

この3つの機能を持つ脳の中で、高度な言語を使い、理性を司る「ヒトの脳」が最高司令官のようにに思えますが、むしろ、**生命維持を司る「爬虫類の脳」が最も強く、理性を司る「ヒトの脳」は最も弱いのです**。例えば、理性の力で呼吸や心臓を止めることはできません。また、目の前のスイーツやお酒の誘惑に勝てないのは、理性を司る「ヒトの脳」が、本能的な感情を司る「サルの脳」に負けやすいからです。

理性を司る「ヒトの脳」は「お酒の飲みすぎは体を壊して死を招くリスクがある」と理解しています。そのため、正常なら脳は酩酊感を強く求めません。しかし、繰り返し飲酒することで感情を司る「サルの脳」が変化し酩酊感を強く求めるようになり、お酒をやめられなくなります。このような状態が依存症といえます。

脳には3つの役割がある！

自分の意志ではやめられないとはどういうことなのでしょうか。
脳の3つの役割と力関係がわかると理解しやすくなります。

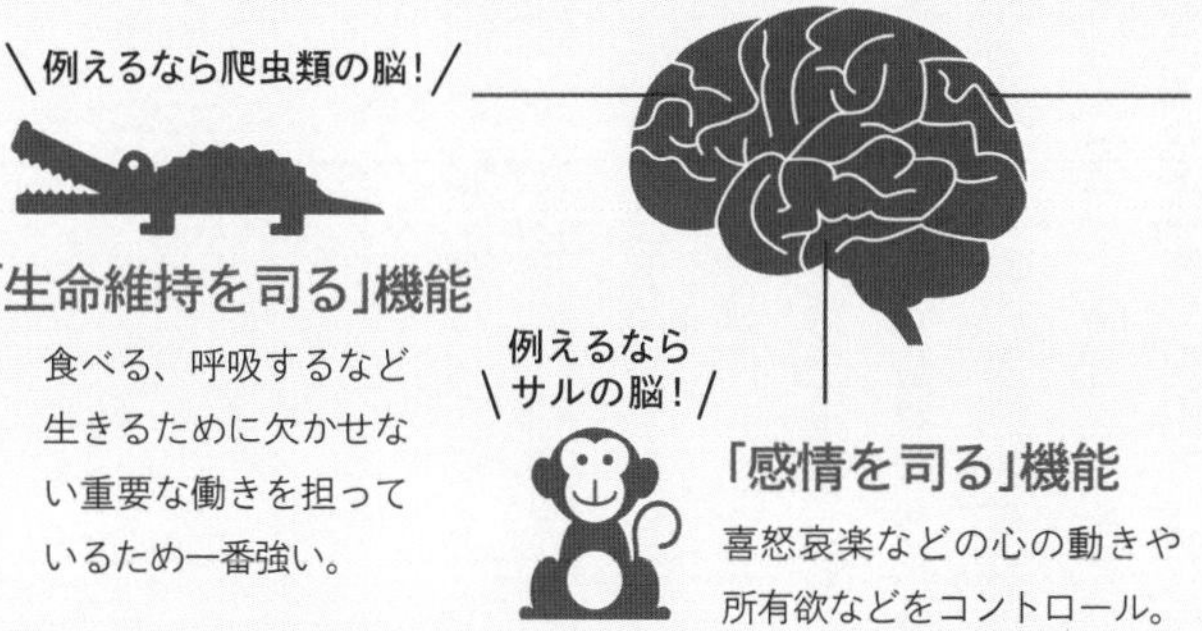

＼例えるなら爬虫類の脳！／

「生命維持を司る」機能

食べる、呼吸するなど生きるために欠かせない重要な働きを担っているため一番強い。

＼例えるならサルの脳！／

「感情を司る」機能

喜怒哀楽などの心の動きや所有欲などをコントロール。

＼例えるならヒトの脳！／

「理性を司る」機能

言語を使って情報を分析し、よりよい反応や行動へと導くが、3つの機能の中で一番弱い。

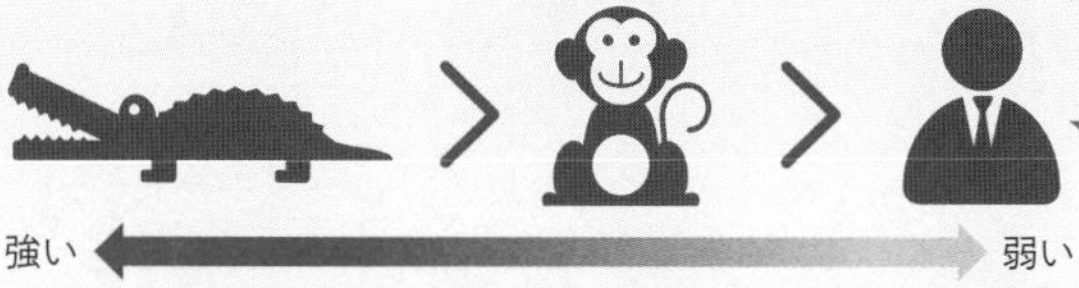

「ヒトの脳」は生命維持や、怒り、恐怖、好き嫌いを司る脳に負けることがある。

3つの機能のバランスが崩れると依存症に！

依存症は、感情を司る「サルの脳」が変化している状態なので、
ダメだとわかっていても自分自身（＝「ヒトの脳」）では止められません。

例えば禁酒中にお酒が目の前にあるとき

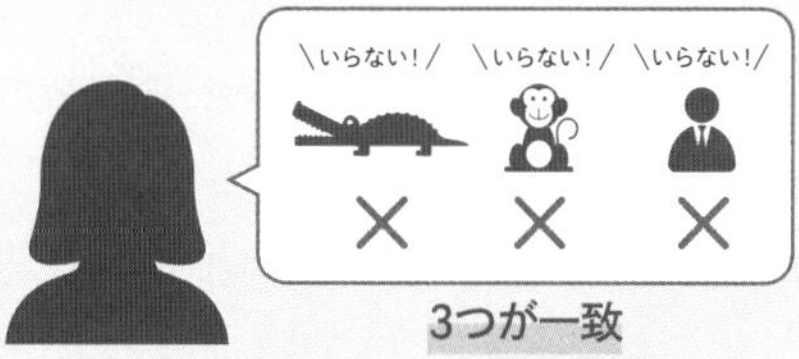

3つが一致
→我慢できる

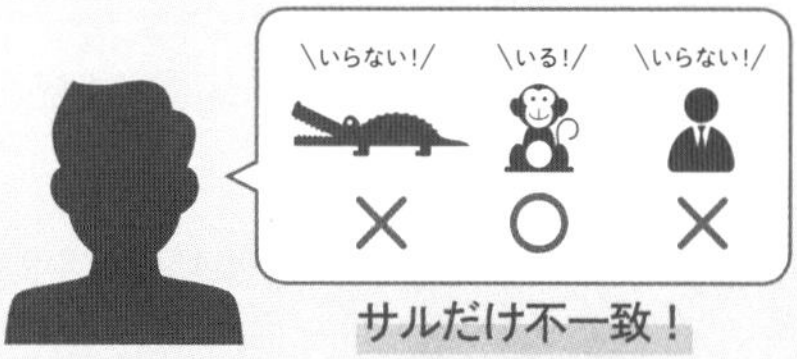

サルだけ不一致！
→我慢できない

／脳の「感情を司る」機能が変化すると依存症に！＼

依存症と「幸せホルモン」の関係

ドーパミンを求めて暴走する脳

「幸せホルモン」「やる気のもと」とも呼ばれているドーパミンは、快感や多幸感をもたらしてモチベーションを向上させる神経伝達物質です。

ドーパミンは、何かを達成したときや欲求を満たす行動をしたときに、脳の腹側被蓋野《ふくそくひがいや》にある神経細胞から分泌されます。すると、脳の「報酬系」と呼ばれる神経系が活性化。その影響は情動を司る「扁桃体」に伝わり、快感や高揚感といった報酬をもたらします。大脳辺縁系《だいのうへんえんけい》はこれを「欲求を満たす行動」として記憶します。

例えば、努力して仕事や勉強で成果を上げ、周りの人から褒められると、脳の報酬系ではドーパミンが増えてうれしい気持ちになります。すると脳は、仕事や勉強に励むことは快楽をもたらすと記憶して、ますます努力するようになります。ドーパミンは、この他に運動調節に関連する機能もあり、欠かすことのできない物質です。

アルコールや薬物には報酬系を活性化させる作用があります。また、ギャンブルの大当たりやゲームによる達成感でも、多量のドーパミンが放出されます。**これらは依存性のある物質や行為と快感が結び付くため、繰り返し行うと脳の働きが変化し、やがて正常な判断ができなくなります。これがP.16で紹介した感情や本能を司る脳（サルの脳）が暴走している状態。依存症はドーパミンによる脳の報酬系の異常によって発症するのです。**

快感をもたらすドーパミン

**ドーパミンが放出されると、「楽しい」「うれしい」という気持ちになって
モチベーションが向上し、ポジティブで意欲的に。**

何らかの行動をする
↓
欲求が満たされる
行動の場合
ドーパミンが分泌される
↓
快感!
↓
快感を得た
行動を覚える

大脳辺縁系《だいのうへんえんけい》

本能や感情、記憶、
自律神経に関わる。

扁桃体《へんとうたい》

情動と感情の処理や
ストレス反応に関与。

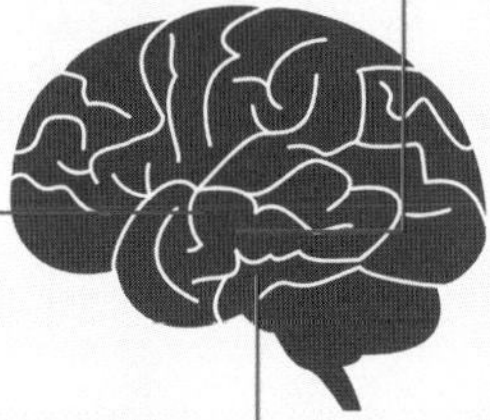

腹側《ふくそく》被《ひ》蓋《がい》野《や》

ドーパミンを放出する
神経細胞が集中。

脳の報酬系に作用するドーパミン

報酬系とは人に喜びや心地よさをもたらす回路。ドーパミンが放出された行動は記憶され、モチベーションのもとになる。

「依存=行動」をコントロールできなくなるメカニズム

**依存を引き起こす物質や行動によっても報酬系が興奮して快楽を感じるため、
繰り返していると理性ではコントロールできなくなります。**

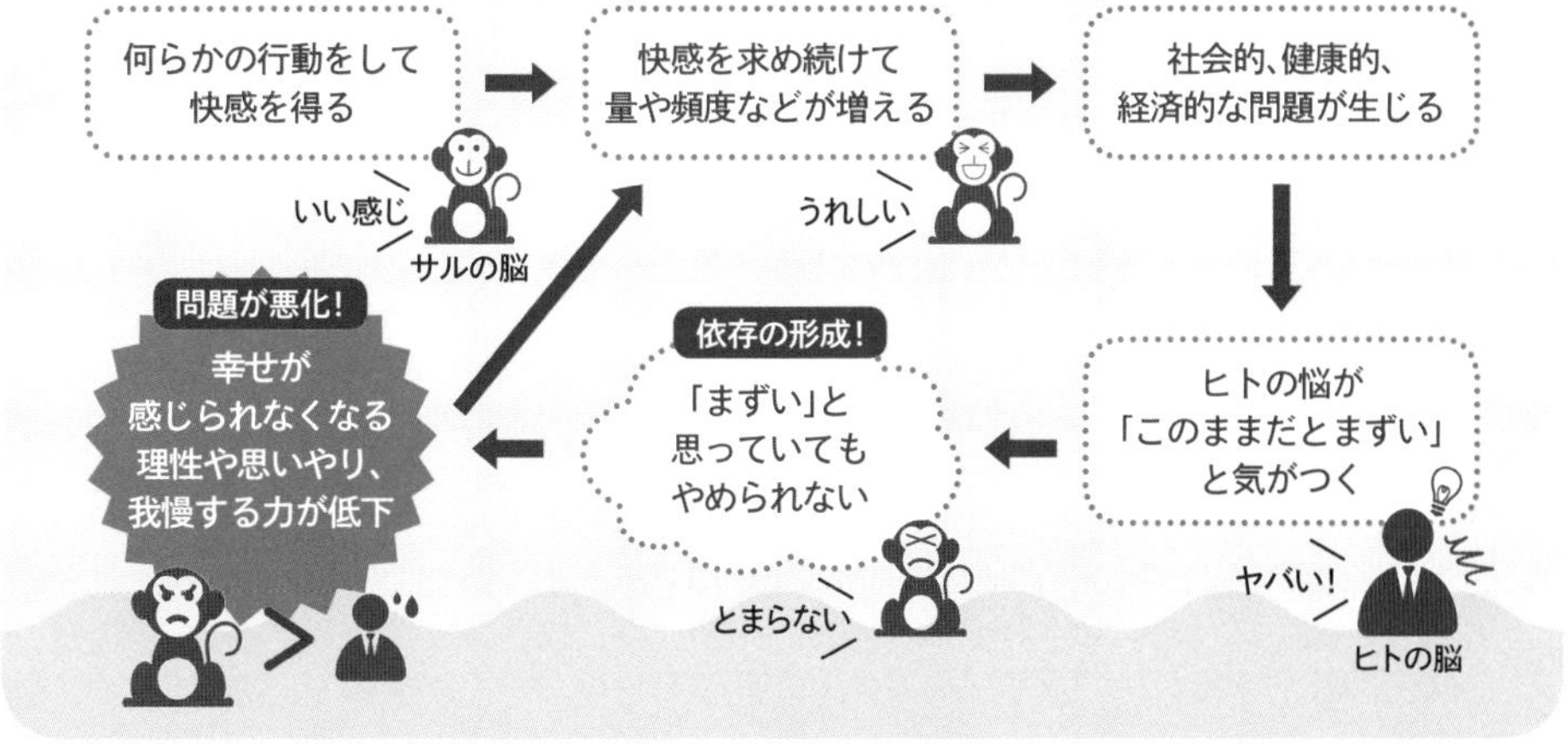

それ、本当に依存症？ 病名として認められているものはごく一部

他の精神疾患が隠れていることも

依存は、大きく3つに分けることができます。1つ目は、アルコールや薬物、たばこのニコチンなどに依存する「物質依存」。ある成分を体内に取り入れることで得られる快楽や刺激のために物質に執着します。2つ目は、ギャンブルやネット、ゲーム、買い物などに依存する「プロセス依存」。行為がもたらす興奮や刺激に夢中になってやめられなくなります。3つ目は「関係依存」。特定の相手とのいびつな関係や、ゆがんだ感情などによって引き起こされる問題行動に執着します。お酒をやめようとしたとき、イライラするのをたばこでごまかす、代わりにギャンブルにのめり込むなど、**複数の対象に依存する「クロスアディクション」もしばしば見られます。また、アルコールとうつ、クレプトマニア（窃盗症）と摂食障害など、他の精神疾患・障害と合併するケースも珍しくありません。**

一方、よく耳にする依存症の中には、医学的に見ると依存症ではないものもあります。例えば、マスクを外すと不安な気持ちになる「マスク依存」や、何度も美容整形を繰り返してしまう「整形依存」などです。これらは病名として認められておらず、診断基準もありません。これらは**依存症ではないのですが、問題を抱えて苦しんでいる場合は、適応障害や社交不安障害といった別の疾患などが隠れている可能性があります。**

依存は大きく3つに分けられる

多種多様な依存対象がありますが、「物質」「プロセス」「(人との)関係」の3つに分けて捉えると理解しやすくなります。

物質依存

アルコール、たばこ、薬物など

ある物質を摂取することで、快楽や刺激を得て、その物質に執着や依存をしてしまう。

プロセス依存

ネット、ギャンブル、買い物など

ある行為の過程で得られる興奮や刺激を求めて、その行為自体に執着や依存をする。

関係依存

親子・夫婦の関係、ストーカーなど

特定の人との人間関係に依存や執着をすることで、人との繋がりを求めようとする。

2つ以上の依存を合併するクロスアディクション

アルコールと薬物、たばことギャンブルなど、2つ以上の物質や行為に依存しているケースも見られ、クロスアディクションと呼ばれています。同時に発症するとは限らず、時期がずれることもあります。

医学的に認められている依存症とは

依存の対象や種類は時代によって変わりますが、よく耳にする〇〇依存の中には、医学的な観点からは依存症とはいえないものもあります。

【 病名がつくもの 】

- アルコール依存症
- 薬物依存症
- ギャンブル障害
- ゲーム障害
- 強迫的性行動症

など

○○依存は病名ではなく通称であることが多い

医学的な依存症には診断基準があります。それがないと不安になる、何度も繰り返してしまう、というだけでは依存症とは限りませんが、何か問題が起きている場合は対応が必要です。

依存症になるきっかけは？

楽しい時間がいつの間にか……

ほとんどの依存症は、誰の日常にもあるような驚くほどささいなことがきっかけで始まります。例えば、仲間や職場の飲み会に参加したり、先輩からパチンコに誘われたり、友人と一緒にゲームをしたり……。最初は、それほどお酒がおいしいわけでもなく、パチンコやゲーム自体にのめり込まないことも多々あります。これは薬物も同じで、**1回目は夢中になるよりも、こんなものかと拍子抜けするほうが実は多いのです。**

ただ、一緒に楽しい時間を過ごせたうれしさや、秘密を共有する仲間意識、もっと繋がりたいという気持ちから繰り返し、いつの間にかハマっていく場合があります。**やがて、大切にしていた楽しい時間や人間関係よりも、アルコールやギャンブル、ゲーム、薬物など依存対象そのもののもたらす快感や苦痛の軽減が目的となり、やめたくてもやめられなくなってしまうのです。**

一般的に、アルコールや薬物といった依存性が強いものほど、依存症へと進みやすいのは事実です。ただ、同じように飲酒を続けていても、全員がアルコール依存症になるわけではありません。その分岐点は、**生きづらさや苦痛を感じていても相談する相手がいないなど、本人が問題を抱えているかどうか。さらに、簡単に手に入る、あるいは繰り返し行いやすいといった依存対象との相性によっても左右されます。**

「ハマる」から徐々に依存症へ

依存症の入り口は、日常生活によくある「たまたま誘われて、楽しい時間を過ごした」「よい気晴らしをしただけ」がほとんどです。

「ハマる」きっかけはささいなこと！

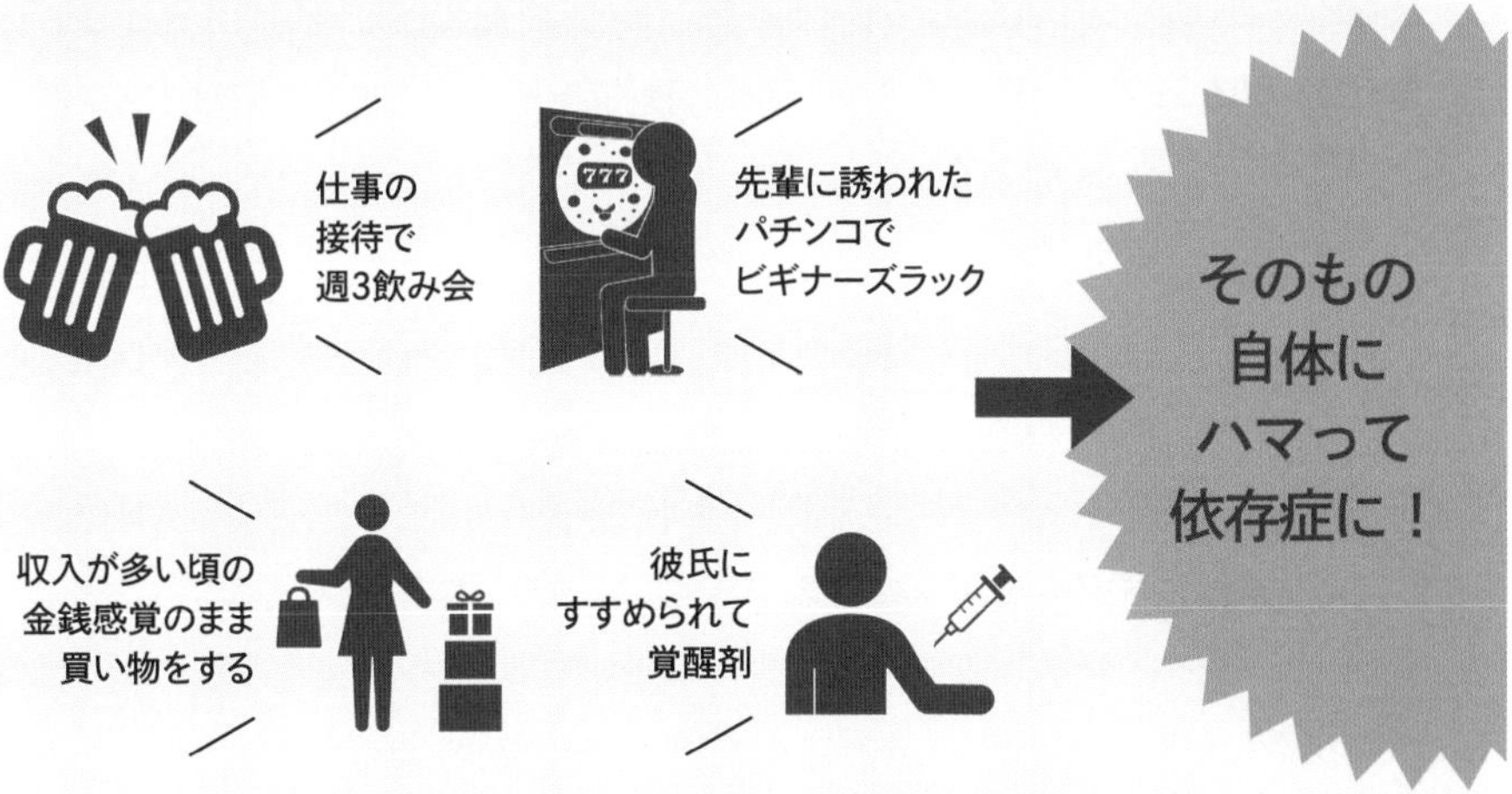

依存対象との相性のよさも関連

飲酒してもアルコール依存症になるとは限りません。ストレスが多い、お酒が好き、飲む機会が多いなど、対象との相性のよさや入手のしやすさなども関係します。

本人

- ストレスや不安が多い。
- 自己肯定感が低い。
- 人間関係のトラブルや孤立。

など

依存対象との相性

- お酒を飲む機会が多い。
- ビギナーズラックで大当たり。
- 違法薬物で仲間ができた。

など

相性がよいと依存症になりやすい！

あなたは大丈夫?
依存症かチェックしよう!

医療機関を受診しないと正確な判断はできませんが、簡易的なチェックリストでも依存症の可能性はわかります。ここでは、代表的な「アルコール依存症」と「ギャンブル依存症」に加えて、身近な「買い物依存症」のチェックリストをご紹介。大石クリニックのホームページには、その他の依存症のチェックリストもあります。

買い物依存症のチェック

- □ 支払い額が高額になっても満足のいく買い物をしたい。
- □ 買い物を途中で中断するとイライラする、落ち着かなくなる。
- □ 買い物の頻度を減らす、出費額を制限する、しばらくの期間は生活必需品以外の買い物をやめるなどの努力を繰り返したものの、成功しなかったことがある。
- □ しばしば買い物について心を奪われる(例:1日のうちの多大な時間を費やすなど)。
- □ ネガティブな気分(無気力、罪悪感、不安、抑うつ、退屈、イライラなど)のときに買い物をすることが多い。
- □ 以前購入した物を売ってお金をつくり、そのお金でまた買い物をしたことが何度もある。あるいは、お金を借りて買い物をしたことが何度もある。
- □ 買い物したことを他人に知られないように嘘をついたり、購入した物や明細書を隠すことがある。
- □ 買い物を繰り返すことで重要な人間関係、仕事、教育、または職業上の機会を危険にさらす、または失ったことがある。
- □ 過度な買い物により引き起こされた絶望的な経済状況を免れるために、他人にお金を出してほしいと何度も頼んだことがある。

チェックの結果

4〜5個　軽度 … 買い物依存症の一歩手前なので注意しましょう。
6〜7個　中等度 … 一度、病院に相談してみましょう。
8〜9個　重度 … すぐにでも受診をおすすめします。

※大石クリニックのホームページをもとに作成、一部改変。

アルコール依存症のチェック

- □ 飲酒量を減らさなければいけないと感じたことがある。
- □ 他人があなたの飲酒を非難するので気にさわったことがある。
- □ 自分の飲酒について悪い、申し訳ないと感じたことがある。
- □ 神経を落ち着かせたり、二日酔いを治すために、「迎え酒」をしたことがある。

チェックの結果

２個以上 … アルコール依存症の可能性があるので、病院に相談してみましょう。

※「CAGE テスト」をもとに作成。

ギャンブル依存症のチェック

- □ 負けた分を取り返そうとして同じギャンブルをしたことがある。
- □ 本当は負けたのに勝ったと吹聴したことがある。
- □ ギャンブルに関して問題を感じたことがある。
- □ 最初に考えていた以上にギャンブルにのめり込んだことがある。
- □ ギャンブルについて、周りの人々に非難されたことがある。
- □ 自分のギャンブルのやり方やギャンブルによって生じたことについて罪悪感を感じたことがある。
- □ ギャンブルを止めたいが、止められないと感じたことがある。
- □ ギャンブルの証拠を家族や周りの大事な人に隠したことがある。
- □ 今までにお金を借りて、ギャンブルのために返せなくなったことがある。
- □ ギャンブルのせいで仕事や学校の時間を犠牲にしたことがある。

ギャンブルのためにお金を借りたことのある人にお聞きします。どのように借りましたか？

以下のそれぞれについて当てはまるものにチェックしてください（複数可）。

□ 家計	□ 配偶者	□ 親戚や義理の家族
□ 銀行、消費者金融	□ クレジットカード	□ 闇金融
□ 保険金や株を換金	□ 自分の財産や家族の財産を処分	□ 小切手帳を預ける

チェックの結果

5個以上 … ギャンブル依存症の可能性があるので、病院に相談してみましょう。

※修正・日本語版 SOGS（South Oaks Gambling Screen）を本著掲載用に一部省略。

依存症は遺伝する!?

遺伝的要素や環境要因は影響する

依存症になるのは、本人の心の弱さや甘えが原因という誤解が根強くあります。例えば、遅刻や欠勤を繰り返してまで飲酒をやめられないのは、自己管理のできない弱い人間だから、などの間違った認識です。**依存症は心の弱い人がなるものではありません。**むしろ、誰かに頼ったり弱音を吐いたりしていたほうが、依存症にはならなかったりもします。つらくても自分で乗り越えなくてはいけないと思ったり、周囲の期待に応えなくてはならないと孤軍奮闘するうちに、依存症という沼から抜けられなくなってしまうのです。

一方、遺伝的要素については、物質依存との関連が多くの専門機関の研究で報告されています。アルコール依存者の約3人に1人がお酒を多飲する親を持ち、アルコール依存症の一致率は二卵性より一卵性のほうが高いという結果が得られています。また、**アルコール依存症の発症に遺伝的要因が占める割合はおよそ2分の1から3分の2と推定され、遺伝的にお酒に強い体質であることも、アルコール依存症の発症に大きく影響します。**

生育環境など環境的要素も見逃せません。子どもの頃から周囲の大人がおいしそうにお酒を飲んでいる姿を見て育つと、お酒はおいしくて飲むと楽しくなるもの、だから自分も大人になったら飲みたいと刷り込まれます。生育環境が、飲酒の習慣の呼び水になることもあるのです。

依存症は人に頼らないことがきっかけで起こる!?

愚痴やつらさを誰かに話すのが苦手で、ストレスを自分1人で抱え込みがちな人は要注意。そのはけ口がお酒やギャンブルに向かうと……。

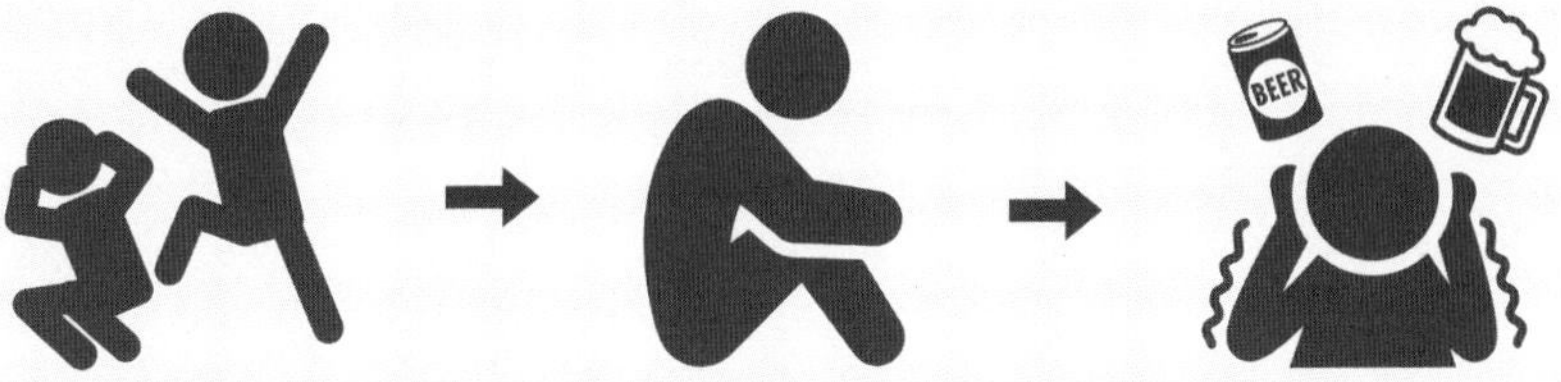

つらい経験やトラウマを抱えている

DVやモラハラなど、つらい経験やトラウマから逃れられない……。

自分だけで対処しようとする

誰にも話せないつらさを1人で抱え込む。でも、何とかしたい……。

依存状態に陥る

飲酒したら爽快な気分に。酒量が少しずつ増えて、気付いたら……。

依存症を発症している人の大半は普通の人

依存症は特別な人だけの問題ではなく、自制心の強さも関係ありません。ごく普通の人がふとしたことから陥る可能性があるのです。

依存症に遺伝や環境は関係ある?

依存症の発症のしやすさは遺伝との関連もあり、親がアルコールに依存しているかや遺伝的なアルコール耐性、周囲の大人の飲酒の印象なども影響します。

遺伝的要素

アルコール依存症の発症に遺伝的要因が占める割合はおよそ2分の1から3分の2と推定され、お酒に強いかどうかも依存症の発症に影響します。

環境的要素

子どもの頃に周囲の大人がおいしそうにお酒を飲んでいるのを見て育つと、大人になったら飲んでみたいと思うようになり飲酒習慣に繋がります。

発達障害があると依存症になりやすい？

発達障害と依存症の関係とは？

依存症と関わりの深い発達障害についても考えてみましょう。発達障害はＡＳＤ（自閉スペクトラム症）、ＡＤＨＤ（注意欠陥多動性障害）、ＬＤ（学習障害）など多岐にわたります。生まれつき見られる脳の働きの違いによって起き、多くは幼児のうちから行動面や情緒面に特徴があらわれます。親の育て方が悪いわけでも、本人のわがままや努力不足でもありません。

なかでも、依存症と合併しやすいのはＡＳＤとＡＤＨＤです。ＡＳＤの主な特徴として、コミュニケーション障害をはじめ対人関係・社会性の障害、行動のパターン化や強いこだわりが挙げられます。ＡＤＨＤは気が散りやすく集中できない、待つことが苦手で人の邪魔をしてしまうといった行動特性があります。ＡＳＤは成人の約1％、ＡＤＨＤは3～4％に見られる身近な障害です。

発達障害の特性を考えると、仕事や人間関係で困難、つらさ、孤立感などを抱えやすいのが容易に想像できると思います。そんな生きにくさを簡単に解消してくれる手段として、お酒や薬物、ギャンブルに出合ったとしたら……。アメリカでは、ＡＤＨＤの15・2％が物質関連障害を合併しているという研究もあります。一方で、**依存症とＡＤＨＤはどちらも衝動性が高いという特性があるため区別が難しく、そのことを踏まえた治療や援助が求められます。**

発達障害って何?

**発達障害は先天的な脳機能障害で、
依存症と関連が高いものにはASD、ADHDがあります。**

依存症と関連する主な発達障害の種類

**ASD
(自閉スペクトラム症)**

相手の考えを読みとる、自分の考えを伝えるといったコミュニケーションが苦手です。また、特定のことへの強い関心やこだわり、行動が見られます。成人の約1%が該当します。

**ADHD
(注意欠陥多動性障害)**

注意を持続させることが困難、順序立てて行動することが不得意、ものをよく忘れる、落ち着きがないといった特徴があり、日常生活に問題を抱えがち。成人の3～4%に認められます。

社会人になってわかる大人の発達障害

周囲の理解やサポートによって子どもの頃は問題視されず、コミュニケーション能力や仕事上の成果を求められる年齢になって顕在化します。不安や抑うつ、身体症状があらわれることも。

発達障害と依存症は合併しやすい

**物事に夢中になりやすいのは発達障害の特徴ですが、
これにより依存症が進行しやすくなります。**

新規のネット依存症患者のうち発達障害併発の割合

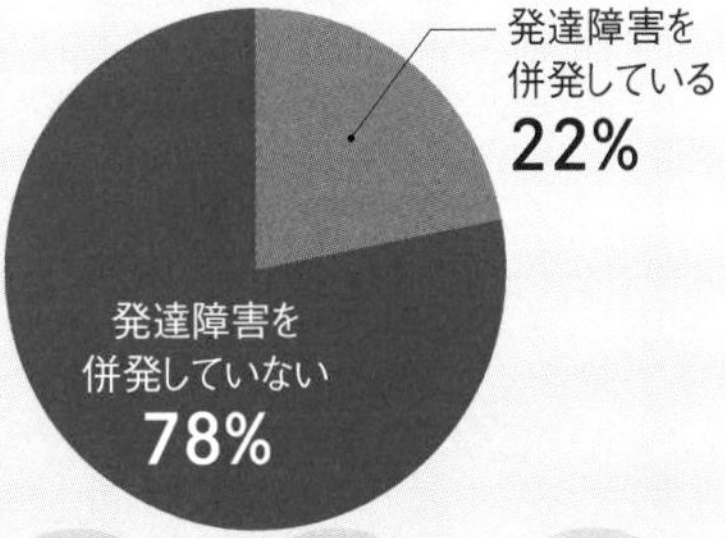

大石クリニック調べ

依存症と発達障害の合併を見逃さないで

大人の発達障害は、周囲や本人さえ気付かず、診療やサポートに結び付かないケースも多々あります。依存症の根底にある発達障害の治療は、依存症からの回復にも欠かせません。

刑務所に入っている人の5割が依存症!?

刑罰では依存症を治せない

刑罰を科せられるとわかっていてもやめられない依存症もあります。一番わかりやすいのは違法薬物ですが、それだけではありません。**物を盗みたいという衝動や欲求を抑えられないクレプトマニア（窃盗症）や、法にふれるリスクを冒してでも性犯罪を行う性嗜好障害（痴漢や盗撮など）も疾病です。**

法務省が全国の刑務所及び拘置所の被収容者などに関する統計資料を集計した2021年の矯正統計調査によると、入所者の中で窃盗、薬物事犯、性犯罪の合計が半数を超えます。もちろん、これらの犯罪で服役している全ての人が依存症とはいえません。しかし、受診をすれば依存症と診断される人が多いのではないでしょうか。

ここで考えなければならないのは、**依存症は疾病なので刑罰では治せない**ということ。誰かに損害や危害を加えたら罰せられるのは当然ですが、犯罪者として扱われる恐れから、治療を受けずに重症化させてしまうケースも少なくありません。**再び同じ罪名で入所する人の割合は、窃盗と薬物事犯で8割近くにのぼっています。**このことから、刑期を終えてもケアをしっかり行わなければ、何度も同じ罪を繰り返す可能性が高くなるのです。つまり、**犯罪へと突き動かしているのが依存症という事実**に気付かないと、本人はもとより社会全体にとっても大変不幸なことといえます。

刑務所に入っている人の多くは依存症の可能性がある

あまり知られていませんが、受刑者の半数以上は依存症が疑われる窃盗、薬物事犯、性犯罪で占められています。

在所受刑者の罪名別割合

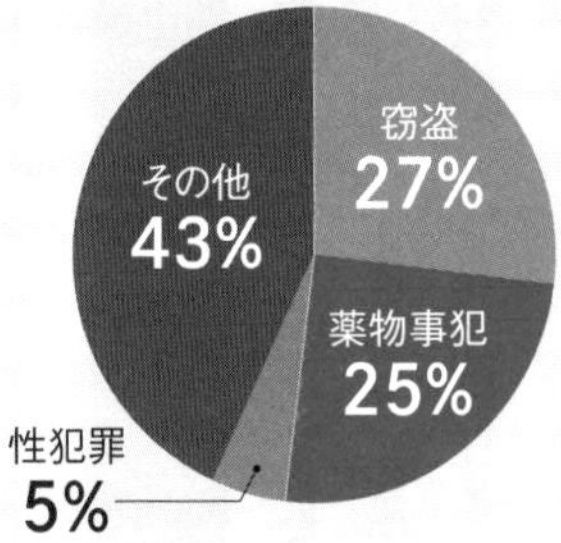

出典:法務省「矯正統計調査 在所受刑者の罪名(2021年)」より作成、一部改変。

最も多いのが窃盗で2番目は薬物事犯

窃盗、薬物事犯、性犯罪だけで、服役者の約5割を占めます。全員が依存症とは断定できませんが、その他に含まれる傷害に飲酒が影響している可能性もあります。

厳罰を与えても解決しない! 必要なのは治療

窃盗、薬物事犯は、刑期を終えても再び同じ罪を犯して刑務所に戻る確率が非常に高いことがわかっています。

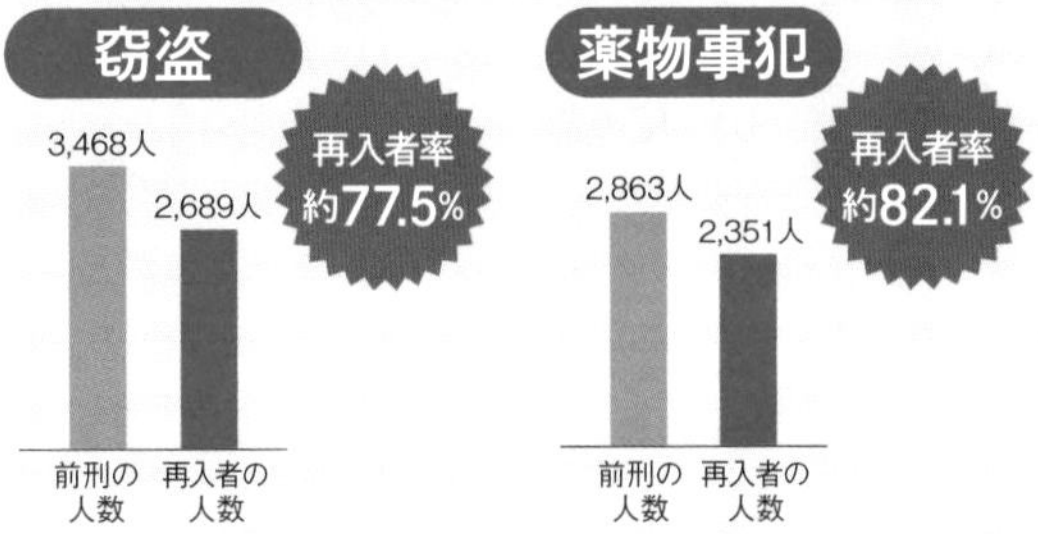

再犯率の高さからも依存症の疑いが濃厚

注目すべきは刑務所への再入所率の高さ。窃盗では4人に3人、薬物事犯では8割を超えています。再犯者の中には、自分が依存症だと気付いておらず、治療を受けていない人も多いと考えられます。

性犯罪も3割以上が再犯している!

3割という数値は一見高くないように思えますが、他の依存症と違い、被害者への精神的な影響が大きいのが性犯罪。繰り返さないためには適切な治療を受ける必要があります。

出典:法務省「矯正統計調査 再入受刑者の前刑罪名別再入刑罪名(2021年)」をもとに作成。

column

依存症は入院しなければ治らない？

1990年代は、まだ「依存症は入院して治すもの」と考えられていました。アルコール依存症の治療は、鍵のかかる閉鎖病棟に隔離して行われていたのです。入院治療に携わりながら、本当に患者さんの自由を奪う治療方法しかないのだろうか、そう模索していた私は、外来での治療と断酒会、自助グループ、地域とも連携して回復に導いていた大阪の小杉好弘先生（故人）と出会い深い感銘を受けました。何度も現場を拝見し、1991年に横浜で精神科専門外来の「大石クリニック」を開院したのです。

もちろん、急性薬物中毒や意識障害を起こしている、自殺の危険が切迫している、他人に危害を及ぼす、本人が希望しているといった場合は入院治療を検討します。しかし、ほとんどの患者さんは外来治療で十分に回復しているのが現状です。

社会の変化とともに、ゲーム障害、ギャンブル依存症、買い物依存症、クレプトマニア（窃盗症）など様々な依存症が増え、患者さんの年齢層も10〜80代と広がっています。仕事や学業を中断せずに行える外来診療は、軽症のうちに治療を始めるためにも大変重要なのです。

第2章

やめたくても
やめられない
ネット・ゲーム依存

毎日4時間以上は「ネット依存」の可能性

大人も子どももネット依存!?

SNSでの交流や情報検索、ネットゲームでの気分転換など、スマートフォン1つであらゆることができます。日常生活にあるのが当たり前になった身近なツールですが、便利であるがゆえに、インターネットにのめり込む人が増えています。様々な呼び名がありますが、大石クリニックではスマホやゲームを過剰に使用したことが原因で健康面や日常生活に支障をきたした状態を総称して「ネット依存」と表現しています。

ネット依存は、大きく「ゲーム障害」と「スマホ依存」に分けられます。ゲーム障害はICD-11(国際疾病分類第11版)にも加わった世界的にも注目されている障害で、患者の多くが10代の男性。一方、友人からの連絡が気になって食事中もスマホを手放せないスマホ依存は、10代の若い女性が中心です。ゲームやスマホの操作が4時間を超えるような日が続いていると、ネット依存の可能性があります。**その状態を放置すると、睡眠不足や昼夜逆転の生活、成績不振、情緒の乱れなどが起き、うつや不登校を招くことにもなりかねません。**

10代の若者だけでなく、一人暮らしや結婚、出産といった環境の変化がきっかけで大人が発症してしまうケースもあります。スマホの使いすぎによる睡眠トラブルやミスの増加、メンタルの不調などが起きていないか、ときどきチェックしてみましょう。

ネット依存は若い男性に多い

スマホは便利で日常生活を豊かにしてくれますが、ゲームやSNSなどにのめり込みすぎると、治療が必要なネット依存に陥ることがあります。

2022年 年齢別のネット依存の新規患者数

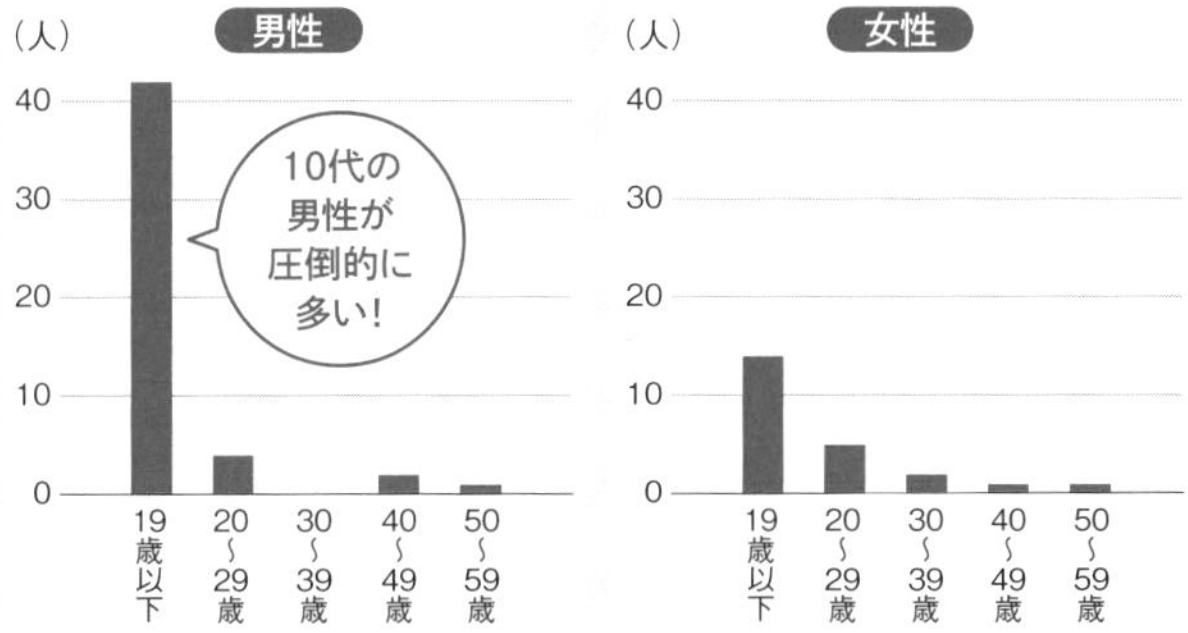

大石クリニック ネット依存の新規患者数

スマホの普及で患者が急増!

仕事や学業、人間関係に支障が起きていてもやめられないネット依存は10代を中心に増加し、年々問題が深刻化しています。

ネット依存ってどんな状態?

単なる「好き」「やりすぎ」とは違います。昼夜逆転の生活や心身の不調、不登校などに陥っても、自分の意志ではやめられなくなった状態です。

☑ 1日の使用時間が4時間を超えている

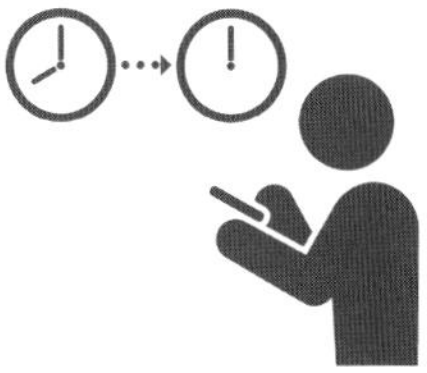

☑ ネットがないとイライラしたり不安になる

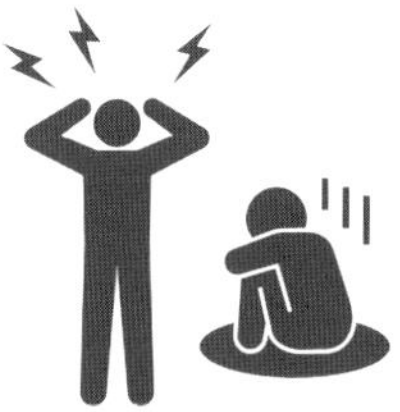

☑ 学力が下がったり遅刻や不登校になる

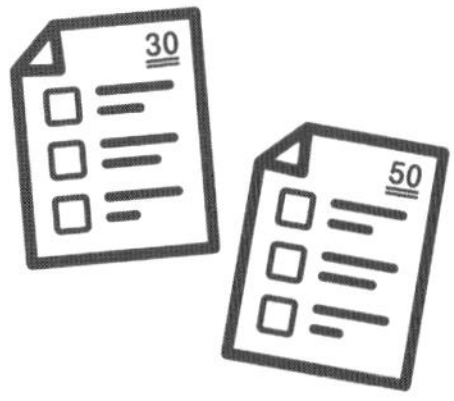

長時間プレイや高額課金も！「ゲーム障害」とは

アルコール依存と同じ脳の状態に

依存しやすい主なゲームは、ＭＭＯと呼ばれる同時参加型のオンラインゲーム、バトル系、戦略系ゲーム、ガチャが組み込まれたもの、パズルゲームなど様々です。

なぜ、ゲームやネットへの依存は起こるのでしょうか。それはアルコールや薬物への依存と同様に、脳内で異常が起きているからです。欲求を満たそうとゲームやネットをするほど、脳は神経伝達物質であるドーパミンを分泌し、快楽や喜びを感じます。ただし、ドーパミンは有限なのでやがて枯渇し、焦りや不安、退屈を感じるように。不快で苦しい状態から抜け出すため、ゲームやネットを長時間続けるようになると、もはや自分の意思ではやめられません。ゲームでの課金が高額になって多額なローンを抱えたり、親の財布からお金を盗んだりして家族関係が険悪になることも。

回復には第三者の力を借りることをおすすめします。ゲーム障害は、主治医や心理カウンセラーとの面接、さらに集団プログラムを並行して行うと効果的です。とはいえ、**ちょっとしたきっかけで失敗してしまうのはよくあること。ですので、本人も周りも失敗を責めるのではなく、ありのままの姿を受け入れながら、根気よく治療を続けていくのが大切です。**重症になると入院して専門家の元で断ネット（完全にネットを使用しないで過ごす）しながら生活を立て直すことも検討します。

ゲーム障害ってどんなもの?

ハマりすぎると脳内で異常が起き、コントロール不能な状態に陥るゲーム障害。不登校や家庭内暴力、借金などの問題を引き起こすことも……。

達成感を求める若い男性に多い

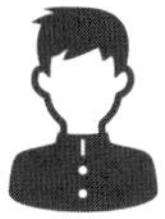

現実は退屈で思い通りにならないが、ゲームの中は刺激的でキャラを好きなように動かし、その世界を支配して達成感を得られる。

ゲームを始めるとなかなかやめられない

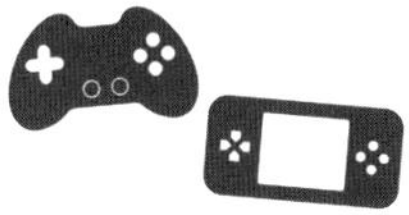

特にオンラインゲームは、目的地に到着し敵を倒しても、新たなミッションやキャラが次々に登場するので終わりがない。

課金によるトラブル

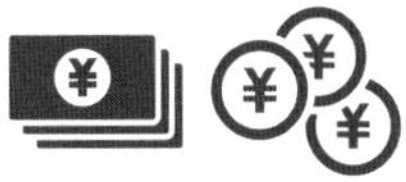

ゲーム課金が趣味の範疇を超えるとトラブルの原因に。特に当たり外れの大きい「ガチャ」はギャンブル性があり、のめり込みやすい。

家族の財布からお金をとってしまうケースも

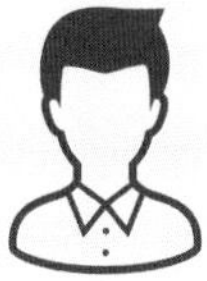

10代男性

● 中学生のときにゲーム時間が増え、生活が昼夜逆転。オンラインゲームで仲間とプレイするのが好きで、レベルが上がると喜びを感じ、やめどきがわからなくなる。授業中に寝ることも多く、成績が落ち、やがて遅刻が増えて不登校に。

↓

● ゲームを取り上げられるとキレて物に当たることや、課金するために家族の財布からお金を盗むことがしばしばあり、親に連れられて受診。

↓

● 集団治療プログラムでは「自分の気持ちをためらいなく吐き出せる場所」と表現し、ゲームや家族について正直に話す様子が見られる。ゲームの頻度が減り、高校へ進学してバイトも始める。しかし昔ハマったゲームの新作が出たのをきっかけに、再び昼夜逆転の生活になり、学校へも行かなくなる。プログラムへの参加を再開し、生活の立て直しをした。

返信やいいねが気になる「スマホ依存」

仮想現実のほうが大事になる!?

10代がスマホ依存に陥りやすい思春期やその前後は、親からの自立や反発が見られる時期です。それまで素直だった子でも、人の指示や意見に耳を傾けません。一方で、友人との繋がりは強く求めるようになり、「メッセージはすぐ返信しなければ」「既読スルーはありえない」という気持ちが、ときに強迫観念といってもよいほど高まります。自分の書き込みに対する既読スルーにも不安を抱き、食事中も何度もスマホをチェックするなど、精神的に不安定になりがちです。

　これは大人も同じことで、通勤途中で投稿したコメントの反応、「いいね」がどれほど集まったか気になって仕事に集中できない、ミーティングの最中でもスマホをつい見てしまうなど、例を挙げるとキリがありません。

　スマホ依存になってしまう原因は、**共通して何らかの心の隙間が考えられます。「人間関係に悩んでいる」「自分を認めてくれる人がいない」「いつでも人と繋がっていないと不安になる」といった満たされない心を、実生活より生き生きと過ごせる仮想現実で埋めようとするからです。**それでも、本人に「自分ではやめられない」という自覚があれば受診に繋がり、様々な方法でオフラインの時間を増やすことが可能です。たとえ通院が途切れても、**日常生活に潜むのめり込みやすい場面を避け続けることで、確実に改善に近付けます。**

スマホ依存ってどんなもの?

SNSなどで気の合う人と気軽に交流できるのもスマホの魅力ですが、睡眠を削り食事や入浴中も手放せないほど依存してしまうことがあります。

承認欲求を満たしたい若い女性に多い

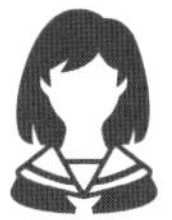

自分のSNSやコメントが注目されて称賛が集まると承認欲求が満たされ、日常生活では味わえないような幸福感や満足感を得られる。

コメントやいいねが気になってしまう

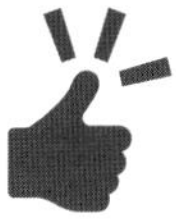

ネットの承認欲求の裏には疎外恐怖があり、コミュニケーションに過剰な気を使う。コメントやいいねは常にチェックして返信する。

ゲームへの依存からスマホ依存になることも

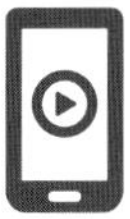

ゲームの攻略法を知りたくて様々な動画や攻略サイトを見始め、気付いたら毎日何時間もスマホに没頭するようになるケースも。

多いときはフォロワーが2000人に

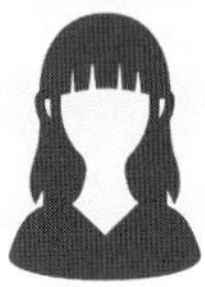

10代女性

- 小学生のときは携帯ゲーム機で人気アニメのゲームをしたり、家のPCでアニメ動画や小説サイトを観たりしていた。3～6時間使うこともあったため、しばしば親から注意を受ける。中学時代は部活で忙しく、ゲームやPCの使用時間は短くなった。

↓

- 高校生になってスマホを買ってもらいSNSを始める。最初は見るだけだったが、つぶやきやコメントをするようになると、寝る時間を削ってまで交流するように。多いときはフォロワーが2000人になり、睡眠時間が3時間程度になることもあった。明らかに成績が下がり、親に注意をされると暴力も。自分ではやめられないと自覚して受診。

↓

- アプリを削除するなどの対処行動や、夜は親にスマホを渡して使用しないなどの努力をする。部活が忙しくなってスマホの使用時間も減ったため、通院を終了した。

ネット依存と併発しやすい3つの精神疾患

並行して治療すると改善しやすい

ゲーム障害やスマホ依存の患者の診察や検査をしていると、他の精神疾患が見つかることがあります。特に多いのは、発達障害、睡眠障害、社交不安障害の3つです。

発達障害の中でもコミュニケーションの苦手なASD（自閉スペクトラム症）は、ネットやゲームの中に居場所を求める傾向が見られます。一方、衝動性のコントロールが苦手なADHD（注意欠陥多動性障害）はやりたいと考えたら我慢できないため、ついゲームなどに夢中になってしまい、本来すべきことから逃避しがちです。

また、睡眠時間が乱れて眠れないとき、「眠たくなるまで時間をつぶそう」とスマホを眺めていると、ブルーライトやコンテンツが脳を活性化させ、ますます眠れなくなります。この悪循環は、スマホ依存と睡眠障害の両方を悪化させます。

また、社交不安障害があると、人と過ごすのが苦痛なため1人の時間を好みます。ネット上ではそれほど緊張せずにコミュニケーションができるので、誰もいないときにスマホを使っていると、思いがけずのめり込むことがあります。

これらの精神疾患がネット依存と併発している場合は、並行して治療を行うのが望ましいとされます。どちらかが改善すると、もう一方も改善することがあるからです。ただ、関連性はあるものの、依存症の原因というわけではありません。

ネット依存と関連が深い3つの精神疾患

生きづらさの原因となる障害があると依存を起こしやすくなります。依存によって悪化する障害もあるので、並行して治療することが大切です。

発達障害

ASD（自閉スペクトラム症）はコミュニケーションが苦手でこだわり行動が見られます。ADHD（注意欠陥多動性障害）は落ち着きがなく注意力の持続や行動の抑制が困難です。

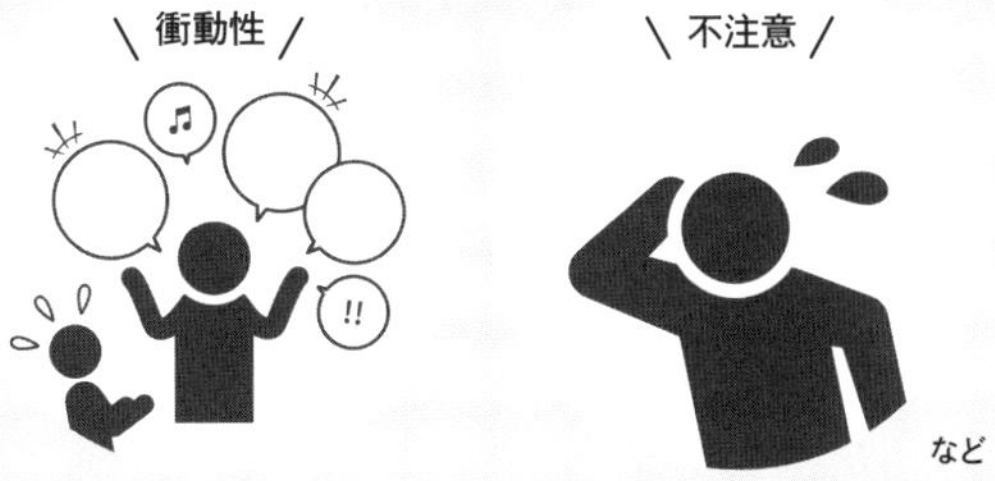

睡眠障害

なかなか眠れない睡眠障害は、眠りが浅くて何度も目が覚める中途覚醒、早朝覚醒などにより、日中に倦怠感・集中力や意欲の低下・食欲不振といった不調を起こします。

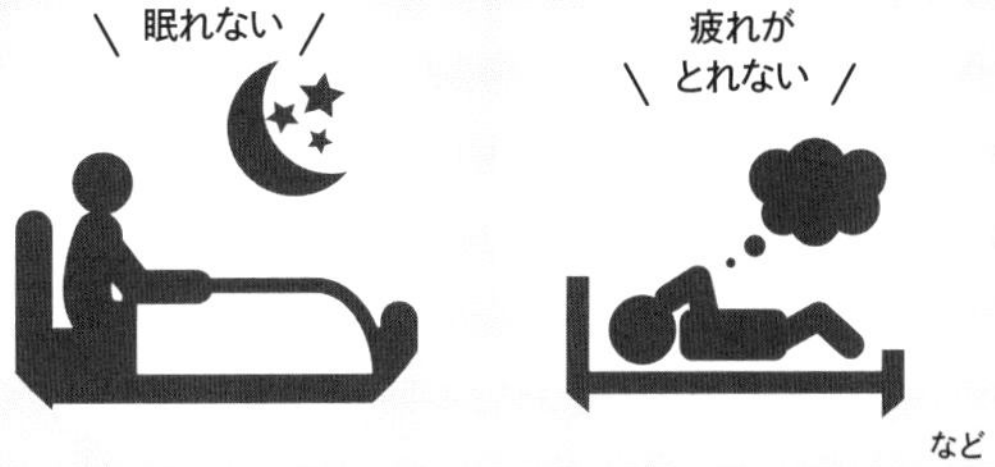

社交不安障害

注目されたり人前で恥をかいたりすることに強い恐怖を覚え、会話や人が多い場所に出かけるだけでも苦痛を感じます。外出や人と会うことを避けるようになることも。

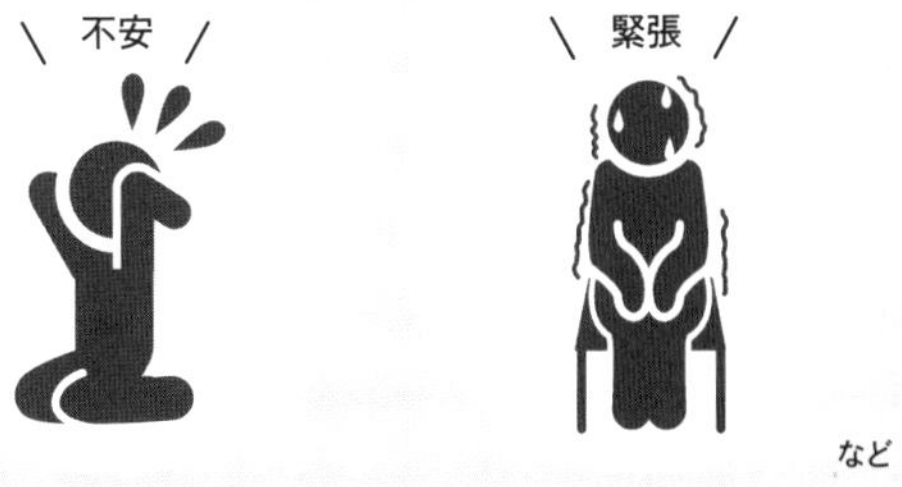

「スマホ脳疲労」でうつ病や認知症に!?

スマホの使いすぎで脳機能が低下する!?

スマホの使いすぎが日常化すると、スマホ依存ではなくても「脳疲労」に陥る可能性があります。最近うっかりミスや物忘れが多くなったということはありませんか。ちょっとした空き時間に眺める程度でも、スマホからインプットされる情報の蓄積により、脳の情報処理機能が低下していることもあるのです。

情報を処理しているのは脳の司令塔である前頭前野です。大きく「浅く考える機能」「深く考える機能」「ぼんやりと考える機能」の3つに分けられ、状況に合わせて切り替えています。あまりピンとこないかもしれませんが、ぼんやりと考える機能は「デフォルトモード・ネットワーク」とも呼ばれ、情報の整理をしたり、人生の本質的な問いについて考えたり、クリエイティブな活動にも欠かせない脳にとって重要な役割を果たしています。

情報のインプットが多いと、浅く考える機能はフル回転し、深く考える機能とぼんやりと考える機能は使われず眠ったままに。この状態が続くと、使いすぎる機能は疲弊、使われない機能はサビついて、前頭前野が機能低下を起こします。**「スマホ脳疲労」は30～50代に増えており、うつや認知症との関連も指摘されています。皮肉なことに、脳疲労で判断力が低下すると手近な快楽であるスマホに頼ってしまいがち。悪循環を意識して断ち切るようにしたいものです。**

スマホの使いすぎで脳にトラブルが起こる！

**スマホの使いすぎによる過剰な情報のインプットは「脳疲労」の原因に。
脳機能や自律神経にダメージを与え、うつや認知機能低下の要因にもなります。**

脳の機能低下で起こるトラブル

《　脳の3つの機能　》

①浅く考える機能

一時的な情報をメモ的に記憶する、情報や作業を反射的に処理するといった機能。

②深く考える機能

過去に得た情報や経験に基づいてじっくり考える、計画や作戦を練るときにも使われる。

③ぼんやりと考える機能

情報の整理をする他、夢や希望を抱き、創造的な活動をするために欠かせない。

スマホを使いすぎて脳の機能が低下すると……

物忘れが多くなって うっかりミスが 増える！

集中力が低下したり 感情のコントロールが できない！

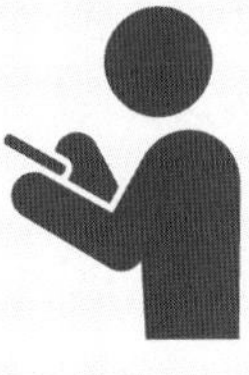

自分を客観視できず 身近な快楽に 流されやすくなる！

スマホの使いすぎでうつ病や認知症のリスクが高まる！

脳疲労は、自律神経の不調による慢性的な疲れをはじめ、様々な不調を招き、うつ病に移行することも。脳の老化も進むため、認知症発症リスクも高まる。

周りの人が知っておきたい ネット依存の対策と予防

解決をあせらず信頼関係づくりから

長時間のネットやゲームにより、健康面・社会生活に支障が起きていても、本人は自覚に乏しく、その気になればいつでもやめられると思っているケースが多々あります。そのため、依存状態から抜け出すには身近な人の協力が重要です。

早期発見や治療は大切ですが、家族や周囲の人に覚えておいてもらいたいのは「解決をあせらない」ことです。本人が「このままではまずい」と感じていても、注意されると反発を覚えます。まして、ゲームやネットを遮断するといった強硬手段は本人の自尊心を傷付け、感情の爆発や暴力の引き金になることも。治療を進める上で欠かせない家族や周囲の人との信頼関係も崩れ、回復から遠ざかってしまいます。依存の背景には、うまく人と話せない、仕事や勉強がつまらないといった悩みを抱えていることがあります。**依存の予防や解決には、こうした問題を打ち明けられる人間関係が非常に大切です。**

生活の立て直しには、本人とよく話し合ってルールをつくること。色々厳しく制限するより、現実的に守れそうな範囲から始めましょう。また、デジタル端末の制限機能の活用も有効です。子どもの場合だと、家庭内ルールや制限機能を効果的に働かせるには親子の信頼関係が前提。普段からコミュニケーションをとり、子どもを理解する姿勢が依存に陥るリスクの軽減に繋がります。

ネット依存の解決には周りの人の協力が不可欠

依存から回復するためには周囲の理解と協力が不可欠。
解決をあせらず、心を開いて話し合える関係づくりから始めましょう。

ネット依存の対策と予防

☑ よい関係をつくる

ポジティブな声かけや挨拶を増やし、会話のできる関係をつくる。

☑ 「引き金」を引かない

ネットやゲームを一方的に遮断すると感情の爆発や暴力の原因に。本人の状態はかえって悪化する。

☑ 使うときのルールを決める

本人と話し合ってネット使用のルールを決めて守る。

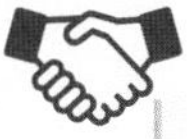

((　例えば……　))

「22時以降は使わない」
「1日3時間まで」
「勉強中や食事中は触らない」
「寝る前にリビングに置く」　など

☑ セルフモニタリングをやってみる

記録をすると使用時間やなぜ使いすぎるのか、そのときの心理状態などを客観視することができる。

((　例えば……　))

「今日は何時から何時まで使ったか」
「使うのをやめたらどんな気持ちになったか」
「どうしてそのような気持ちになったか」
「家族や友人との関係はどうなったか」　など

環境の変化で依存しなくなった

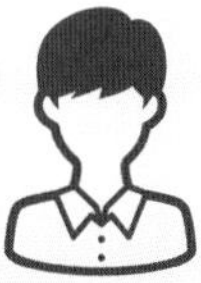

10代男性

- 高校生の頃は毎日4時間近くスマホを使っていたが支障はなかった。大学受験に失敗し、浪人生に。ゲームや動画の時間が増えて予備校も休みがちになる。

↓

- 家族から指摘され、本人も希望して受診。ガラケーに変え断スマホを実行。将来やりたいことを考え直し、専門学校への進学を決意。

↓

- 1年以上の断スマホ成功を経てスマホを復活。専門学校へ通い始めて友達や彼女などリアルな人間関係が増え、依存が解消された。

スマホ依存は自分で治せる！デジタルデトックスのすすめ

睡眠の質が向上し心身の不調も改善

スマホ依存や脳疲労のデメリットに気付きさえすれば、自分で解消することもできます。スマホやパソコンなどに触れない日や時間をつくって、意識的にデジタル機器から距離を置く「デジタルデトックス」がおすすめです。

ポイントは、いきなり完全にシャットアウトするのではなく、普段のライフスタイルに取り入れられる範囲からトライすること。最初はスマホを手の届きにくいところに置くだけでもＯＫ。「就寝2時間前になったら電源を切る」といったルールを決め、電源をオフにするのも効果的です。慣れてきたら、休日はスマホを持たずに外出してみましょう。初めは不安や不便を感じると思いますが、四六時中手元になくても、工夫次第で何とでもなることに気付くはずです。

デジタルデトックスを続けていると、ブルーライトを浴びる時間が減るため、寝付きや睡眠の質がよくなり、疲れやすい、朝から体が重いということも少なくなります。また、ネガティブ情報の多いネットニュースや、他人と比較してしまいがちなＳＮＳの影響も少なくなるので、メンタル面も安定するでしょう。

さらに、**スマホを眺めながら知らぬ間に浪費していた膨大な時間で、旅行やアウトドアを楽しむ、本当にやりたいことに挑戦するといった有意義な時間を過ごせるようになります。**

ネットとの距離を上手にとろう！

時間があるとつい見続けてしまうスマホやパソコン。
依存や脳疲労を解消するためには「デジタルデトックス」が効果的です。

デジタルデトックスのやり方

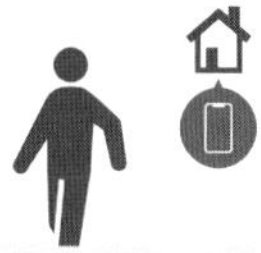

デジタル機器を
持たずに外出する

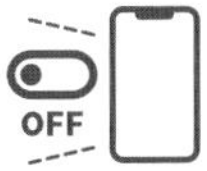

時間を決めて
電源をオフ

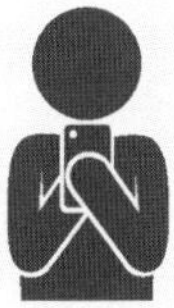

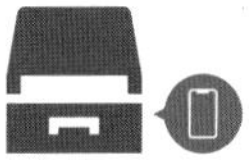

手の届きにくい
場所に置く

**短い時間から
始めて少しずつ
長くしていこう**

最初は短時間からでOK。自分のライフスタイルに合わせて意識的にスマホやパソコンから離れる時間を増やしましょう。慣れてくると、デジタルデトックスの効果を感じるようになります。

デジタルデトックスのすごい効果

続けているとデジタルデトックス効果を実感。長引く体調やメンタルの不調、
いつも時間に追われているのは、スマホが原因かもしれません。

**睡眠の質が上がり
疲れがとれる**

寝付きがよくなり睡眠の質が上がる。疲れやすさや慢性的な疲労も改善される。

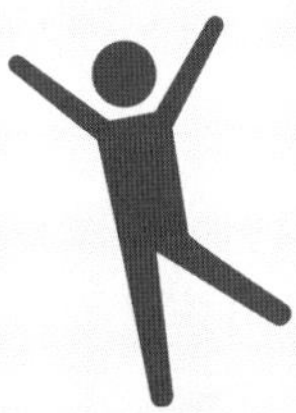

**ストレスが減って
安心感が増す**

どうでもいいネットニュースやSNSから解放されて心が軽くなり、考え方もポジティブに。

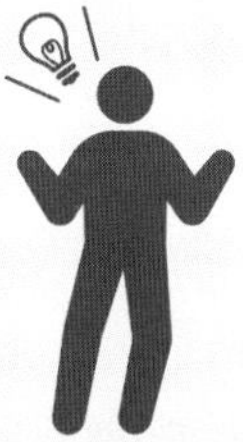

**自由に使える時間が増え
新しい発見がある**

スマホやネットで浪費していた時間を取り戻し、本当にしたいことに使えるようになる。

column

依存症と認めない「否認」という心理

どんな依存症にも共通しているのは「自分は依存症ではない」という「否認」の心理です。ゲーム障害ならば、「やめようと思えば明日からでもやめられる」と事態を軽視したり、「自分の意志でコントロールできている」と問題を否定したり、「ストレス解消にやっているから仕方がない」と言い訳したりするのです。嘘をついている自覚がない場合も多く、自分自身をも騙すことによって心の安定を保ちます。心の底には、認めることでゲームができなくなる恐怖感、依存症のレッテルを貼られる嫌悪感、問題を起こしているのにやめられないことへの自己嫌悪といった負の感情が渦巻いています。

しかし、否認を続けていても苦しいだけ。問題と向き合えないでいると、症状はさらに深刻化してしまいます。回復への第一歩を踏み出すためには、「もはや自分の力ではコントロールできない」と認めること。そうすれば、家族や友人、医療スタッフ、同じ問題を抱えている仲間など、サポートしてくれる人が必ず見つかります。治療を受けて心と体を回復させ、依存しなくても大丈夫な人生を取り戻してください。

第3章

多様化する現代の依存症

主な依存症の種類

身近なものが依存対象に

第1章で紹介したように、依存は物質依存、プロセス依存、関係依存に分けられます。

物質依存は、体内に取り入れた何らかの成分によって得られる快楽や刺激のために起こります。代表格はお酒や薬物、たばこなどへの依存。繰り返すほどに、飲む量や使用回数が増える傾向があります。近年では処方薬や市販薬への依存も問題となっています。簡単に手に入りやすいことから習慣化しやすく、依存状態になってしまう人が増えているのです。

プロセス依存は、ギャンブルや窃盗などで忘れられないスリルや興奮、達成感を味わったことがきっかけになります。繰り返すうちに脳の報酬系が活性化し、行為がもたらす強い快感は、まるでアルコールや薬物を摂取したかのような錯覚を起こします。経済的破綻や捕まるなどのリスクがあっても、歯止めがきかなくなってしまいます。

DVやストーカーをはじめとする関係依存は、相手や自分を傷つけてしまうようないびつな人間関係から離れられなくなっている状態です。その根底には、自分を否定する心理や自尊感情の低さといった心理的苦痛があります。

第3章では、それぞれの依存対象にどのような特徴や健康被害、リスクがあるのか。さらに、他の依存症や精神疾患との関連、治療法や依存症体験者の生の声も紹介します。

依存症には様々な種類がある！

依存を起こしやすい物質やプロセス、関係には、主に次のようなものがあります（医学的には依存症でないものも含まれています）。

- **アルコール依存症** …… 飲酒の量や頻度が増えて仕事や生活面に支障をきたす。失職や経済破綻してもやめられない。 P.54へ》
- **薬物依存症** …… 覚醒剤やコカインといった違法薬物だけでなく、処方薬や市販薬の乱用でも依存症に陥る。 P.58へ》
- **カフェイン依存** …… エナジードリンクなどカフェイン飲料の多量摂取や、カフェインを含む市販薬との併用は要注意。 P.64へ》
- **ニコチン依存** …… 紙巻たばこはもちろん加熱式でも依存を招く。本人・周囲のがんをはじめとする多くの健康被害も深刻。 P.66へ》
- **ギャンブル依存症** …… パチンコ、スロット、競馬が多い。スマホでできるネットギャンブルで若者が短期間でハマることもある。 P.68へ》
- **買い物依存症** …… 衝動的な欲求が抑えられず借金をしてでも買い物を繰り返す。発達障害などが潜んでいる場合も。 P.72へ》
- **クレプトマニア（窃盗症）** …… 経済力とは関係ない、捕まるリスクがあってもスリルや高揚感を求めて、万引きが止まらない。 P.74へ》
- **摂食障害** …… ダイエットから神経性やせ症になり、その反動で神経性過食症や過食性障害に陥るケースが多い。 P.76へ》
- **DV（ドメスティックバイオレンス）** …… 相手を支配したい、自分の思う形にしたいという気持ちから恋人や配偶者などに害を加える。 P.80へ》
- **ストーカー** …… 一方的な愛情や憎しみを抱いて相手に執着し、付きまとう。別れ話から発展することが多い。 P.82へ》

飲酒をコントロールできない！ アルコール依存症

9割以上が専門治療を受けていない

冠婚葬祭や歓迎会・送別会、普段の食事で楽しむ機会も多いお酒。心身のリラックスをもたらし楽しい気分にしてくれますが、飲み方を間違えると誰でもアルコール依存症になるリスクがあります。といっても、「多量に飲む」「朝から飲む」などといっただけで依存症というわけではありません。

お酒を飲むと楽しくなるのは、アルコールが脳の報酬系に作用して快楽物質のドーパミンを放出するから。**習慣的に飲酒しているとお酒への耐性ができ、快楽を得るために飲む量が増え、度数の強いお酒を求めるようになります。さらに飲酒が原因で遅刻や欠勤を繰り返し、お金がなくてもツケで飲むなど、家族や周りに迷惑をかけても、もはや自分ではやめることができません。こうなると依存症です。**患者の多くは中年男性ですが、近年は女性や高齢者も増えています。きっかけは様々で、仕事やストレスの解消、入眠を目的とする習慣的な飲酒などが挙げられます。また、安価なストロング系チューハイも、口当たりのよさとは裏腹にアルコール度数が高く、若者や女性が比較的短期間で依存症に陥る要因になっています。

日本のアルコール依存症の生涯経験者数は約100万人と推計されていますが、治療を受けているのはたったの5万人程。多くの人はアルコール依存症の自覚がなく、また自覚があったとしても専門家の治療を受けていないのが現実です。

アルコール依存症ってどんな状態？

脳の機能が変化して飲酒のコントロールができなくなり、家族や仕事、健康よりもお酒が大事に。仕事中でも借金をしてでも飲酒をしてしまいます。

初期〜中期

- 「あと１杯だけ」と思うのにやめられない。
- お酒を飲みすぎた翌日は気分が落ち込んだり、イライラしたりしやすい。
- お酒が抜けた後のだるさがつらくて、また飲んでしまう。
- 飲みすぎると記憶をなくす。
- 家族から飲酒について指摘されることが嫌で、隠れて飲んでいる。

など

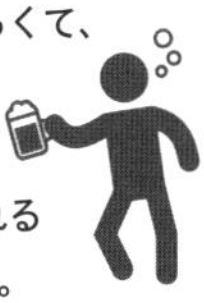

→

末期

**脳が萎縮して
アルコール性認知症に**

長期にわたる大量飲酒は、理性を司る前頭葉を萎縮させて、アルコール性認知症を引き起こすリスクが。40〜50代で発症することもあります。

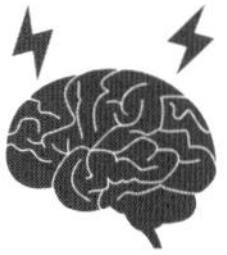

アルコール依存症の離脱症状

離脱症状（禁断症状）は体内からお酒が抜けるときの不快な状態。苦しさを解消したくて、再び飲酒してしまうケースが多々あります。

体の震え

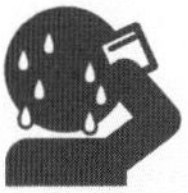

発汗

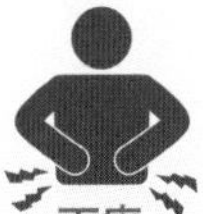

下痢

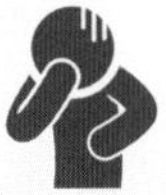

吐き気

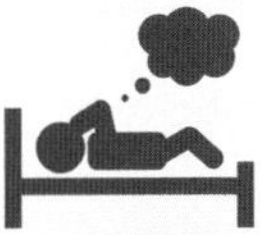

不眠

イライラ

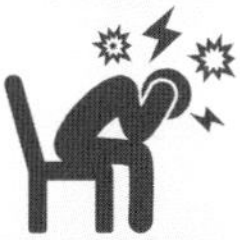

幻聴・幻覚

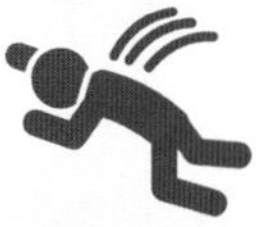

意識消失

など

アルコール依存症と合併しやすい身体疾患

うつ病、脂肪肝、アルコール性肝炎、肝硬変、胆石、すい炎、逆流性食道炎、心筋梗塞、糖尿病、痛風、高血圧、脳梗塞など、様々な病を合併してしまいます。

いきなり断酒しない「減酒治療」もある

通院でも治療できる

アルコールに依存している本人は、自分は病気ではないといいます。病院に行くと強制的に入院させられて一滴も飲めなくなると思い込み、自分は病気ではないと受診を拒むのです。**軽度であれば、通院で治療を行うので、仕事との両立も可能。断酒ではなく、徐々に酒量を減らしながら身体疾患等の改善を図る減酒という方法もあります。**

主な治療法は3つ。1つ目は薬物療法。飲酒欲求を抑える断酒補助薬（レグテクト）、減酒を目的とした飲酒欲求低減薬（セリンクロ）、断酒を目指す抗酒薬（シアナマイド、ノックビン抗酒剤）をはじめ、寝酒を防ぐために不眠を改善する薬を用いることもあります。2つ目は集団精神療法。同じ問題を抱える患者とともにつらい気持ちを分かち合い、モチベーションを高め合います。3つ目は集団認知行動療法。思考的・行動的アプローチにより、再飲酒を防ぐための具体的な対策を身につけます。一方、**離脱症状（禁断症状）が強く再飲酒を繰り返す場合は、入院治療が有効。**入院期間は、解毒のみの場合は約2〜3週間、回復プログラムも加えると約3か月です。

本人が受診を拒否している場合は、家族だけの受診も可能です。家族間のコミュニケーションは、問題行動の悪化・改善に大きな影響を与えます。家族関係が改善すれば本人の受診に繋がることも多いので、1人で悩まずに相談してみてください。

アルコール依存症の主な治療方法

アルコール依存症は、通院でも十分治療できます。離脱症状が強く再飲酒を繰り返してしまう場合は、入院による解毒治療が効果的です。

通院の場合

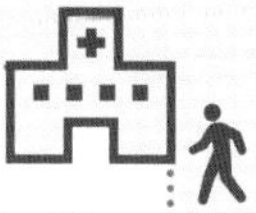

■ **薬物療法**
薬によって断酒や減酒を目指す。飲酒欲求を抑え、不眠や不安を改善する。

■ **集団精神療法・集団認知行動療法**
他の患者の体験も聞きながら、再飲酒を防ぐ行動を身につける。

■ **デイケア、グループホーム**
生活習慣を整えるデイケア。グループホームからの通院も可能。

入院の場合

■ **解毒のみの入院**

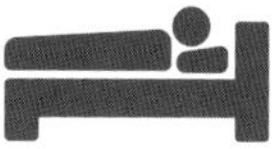

医療施設に2～3週間入院して、再飲酒できない環境で解毒を行い、離脱症状を乗り越える。

■ **心理教育も兼ねた入院**
離脱期の治療と認知行動療法を約3か月間並行して行い、飲酒に繋がる暇や空虚感を解消するプログラムを受講。

仕事のストレスを紛らわせたくて飲酒

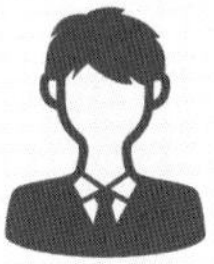

40代男性

● 良い大学を出て大手企業に就職。20年近く勤務したあたりから飲酒のせいで遅刻・欠勤が増えた。仕事量が多く、帰宅するとストレス解消や寝酒として毎日お酒を飲むように。40代になると、飲酒した翌日は倦怠感や腹痛、頭痛などが残るようになり、クリニックを受診。

↓

● 受診後に休職して、デイケアの利用を開始。毎日規則正しい生活とプログラムへの参加を続けて3か月ほどで復職。会社にも毎日呼気検査の結果を報告し、断酒を証明した。仕事は忙しくなってきたが欠勤はなし。外来プログラムに参加し、通院しながら安定して断酒も継続。

↓

● 年末年始で久しぶりに飲酒したが、すぐにやめて診察で報告し、治療を続ける。会社では頼られる立場になり、仕事量が増えたため疲れることが多く、1年に何度か飲酒してしまうことも。しかし、飲んでも意味はないとわかってきて、現在2年間断酒継続中。

違法だけじゃない！合法なものでも陥る薬物依存症

10代は処方薬や市販薬で依存症に

覚醒剤や麻薬（コカイン・ヘロイン・LSD・MDMAなど）は所持するだけでも犯罪で、逮捕されて実刑になることもあります。厚生労働省策定の「第五次薬物乱用防止五か年戦略」によると、**薬物事犯全体の件数は近年横ばいで推移しています。しかし30〜50代に多い覚醒剤事犯が減少する一方で、大麻事犯は8年連続で増加。その約7割が30代未満で、急拡大が顕著にあらわれています。**

依存を起こす薬物は、中枢神経興奮薬・中枢神経抑制薬・幻覚薬の3つに分けられます。覚醒剤（アンフェタミン、メタンフェタミン）やコカインは、中枢神経興奮薬（アッパー系）で、脳を活性化させて覚醒度を高めます。大麻やモルヒネ、ヘロインなどは、中枢神経抑制薬（ダウナー系）。脳の働きを抑制して覚醒度を下げるタイプで、アルコールや抗不安薬と同様の作用があります。LSDやMDMAなどの幻覚薬（サイケドラッグ）は、聴覚や触覚などを変容させて異常な感覚をもたらします。そのため、クリエイティブな仕事をする人の使用や、性行為に用いて依存に陥るケースがあります。

処方薬や市販薬への依存も見逃せません。**入手が簡単で心理的ハードルが低いため、10代の薬物乱用の約7割は処方薬と市販薬で占められています。これらの薬でも依存が生じ、吐き気や耳鳴り、けいれんなどの離脱症状も出てきます。**

薬物依存症になる薬の種類

覚醒剤や大麻のような違法薬物だけでなく、病院で処方された薬や市販薬といった誰でも手に入る薬でも依存症になることがあります。

覚醒剤

強烈な覚醒作用で眠気や疲労感が消えるが、数時間後に激しい脱力感や疲労感に襲われ、幻覚や妄想も。

大麻（マリファナ）

快活で陽気な気分になり、視覚･聴覚･味覚･触覚などは過敏に。眠気や記憶の低下を招くことも。

コカイン

興奮作用があり、乱用すると幻覚や妄想などの精神症状を招く。皮膚の下を虫が動き回るような不快感も。

処方薬

睡眠薬や抗不安薬を多量または長期に服用すると、不安･焦燥感･頭痛などの離脱症状が。

市販薬

覚醒剤や大麻と似た作用を持つものがあり、リラックス効果や多幸感を得られる。

薬物依存症ってどんな状態?

薬物を多量・頻回に摂取し続けるうちに、使用量や頻度をコントロールできなくなる薬物依存症。下記のような症状があらわれます。

症状

- 次にいつ薬物を使うか、常に考えている。
- 薬物使用時のことを思い出すとドキドキしたり、そわそわしたりする。
- 周囲の人に嘘をついてまで薬物を使おうとする。
- 「1回だけなら大丈夫」と考え使用を始めるものの、結局連続で使ってしまう。
- 薬物なしの性行為では物足りない。　など

離脱症状

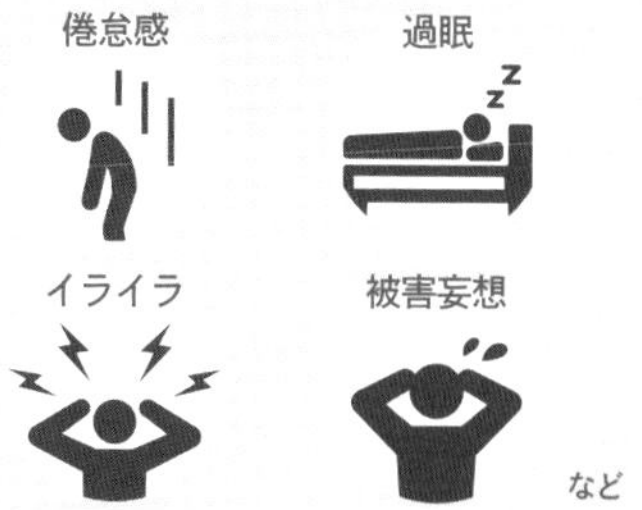

など

薬物依存症と合併しやすい身体疾患

薬物依存症に陥ると、急性心不全・高血圧・脳卒中・記憶障害・見当識障害・視力低下・肝臓障害・肝炎などを合併しやすくなります。

薬物依存症はとにかく早く病院へ

受診しても通報されることはない

薬物依存症で苦しんでいる方に何よりも伝えたいのは、なるべく早く病院に行ってほしいということです。大石クリニックでは、たとえ違法薬物への依存でも、受診がきっかけで通報することはありません。依存症は治療が必要な疾患です。薬をやめられない悪循環を断ち切れるのは治療だけです。逮捕されてようやく受診に繋がった患者さんが「捕まってよかった」と本音を漏らすことも少なくありません。この言葉には、「自分ではどうにもならない。誰か止めて」という底知れない苦悩が凝縮されています。

薬物依存症は、アルコール依存症と同様に、軽症ならば通学・通院しながらでも治療可能です。ただし、抗酒薬や飲酒欲求低減薬のように依存対象を遠ざけられる薬はなく、スリップ（再使用）を繰り返すことも。ですが、**スリップしたからといってそれまでの治療が無駄になるわけではありません。スリップするたびに、引き金になった原因やそのときの気持ち、対処法を治療者とともに検討し、再発防止のヒントにして乗り越えましょう。**また、集団プログラムや自助グループで、体験や悩み、本音を語り合うことも心のケアになり、次第に薬物との距離を保てるようになります。自宅からの通院が困難、離脱症状がきついといった場合は、薬物依存症のグループホームへの入居や、入院による解毒・治療も検討します。

薬物依存症の主な治療方法

薬物依存症は必ず施設に収容されるわけではありません。
軽度ならば社会生活を送りながら通院によって治療することができます。

通院の場合

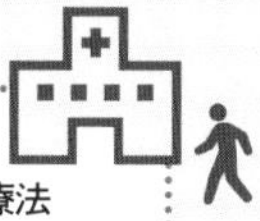

■ 集団精神療法、集団認知行動療法
他者の話を聞きながら自分と向き合い、具体的な対処行動を学ぶ。

■ 薬物療法
医師の指示で用法・用量を守って服薬し、精神症状を軽減する。

■ デイケア、グループホーム、就労支援
再発防止・薬物教育・アサーション※など教育プログラムを受ける。

※相手も自分も尊重する自己主張の仕方。

入院の場合

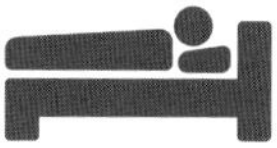

■ 解毒のみの入院
再使用を繰り返すケース、薬物使用で救急搬送されて入院治療が始まることも。入院は2～3週間。

■ 心理教育も兼ねた入院
解毒と並行して薬物を使用する心理や現実と向き合い、退院後の断薬や再発防止を目指す。入院は3か月が目安。

薬物は友人とのコミュニケーションツール

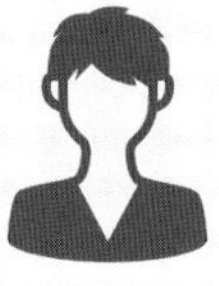

40代男性

● 友人に誘われて10代からシンナーや大麻などを使う。楽しい時間を過ごすコミュニケーションツール、未成年のたばこと同じくらいの軽い気持ちだった。20代後半、興味本位で覚醒剤を使ったら段違いで気持ちがよく、半年も経たないうちに毎週1回使うように。

↓

● 長距離トラックの仕事の前に使うと元気に走れる。毎月約10万円の薬代のために仕事を増やした。40歳頃には離脱症状がつらくて毎日使用。職務質問を受け尿検査で陽性となり逮捕。裁判対応のために受診。やめないと廃人になると思っていたし、正直捕まってほっとした。

↓

● 集団プログラムで薬物依存症の仲間がやめようと頑張っている姿を見て勇気をもらい、使いたくなってもしのげた。職場で覚醒剤をやっている人に誘われて1度再使用。罪悪感が強く、すぐにクリニックを受診して報告。そこから2年経過するが再使用はなく生活も順調。

簡単に手に入るからこそ危険！ 市販薬でも依存症に

不安や孤独は薬では癒やせない

処方薬は、治療のために医師から処方される薬なので、最初から乱用目的で服用するケースはまれです。しかし、**睡眠薬や抗不安薬など依存が生じやすい薬を長期に処方される、効果が実感できずに自己判断で量を増やすといったことから耐性が形成され、依存を引き起こしてしまいます。**

また、市販薬は処方薬よりも作用が弱くて安全というイメージを持つ人もいますが、**風邪薬や咳止めといったごく身近な薬でも、大量に飲むと高揚感や多幸感をもたらす成分や、依存を生じさせやすい覚醒成分を含んでいるものがあります。**そのため薬の説明書には、用量・用法を守って服用し、症状が改善しないときは使用を中止して医師、薬剤師に相談するよう注意喚起されています。

処方薬や市販薬への依存は、人間関係に悩む若い女性に多く、うつなどの精神疾患を抱えているケースも珍しくありません。**要注意なのは、精神的なつらさから目をそらすために薬を過剰摂取する「オーバードーズ」。**ネット上には、やり場のない気持ちとともに多量の薬や自傷行為の画像をアップしているサイトがあり、薬物乱用がエスカレートする要因に。意識障害を起こして救急搬送されるケースが増え、死亡事故も起きています。

依存の背景にある不安や孤独を薬で癒やすことはできません。信頼できる相手を見つけて、つらい気持ちを伝えてみましょう。

合法だとしても過剰摂取はNG!

10代が乱用する薬物の約７割は下記に紹介しているような処方薬と市販薬です。治療が目的でも、自己判断で量や回数を増やすのはNG。心身ともに依存が生じます。

処方薬の種類

- 睡眠薬
- 抗不安薬
- 鎮痛剤　など

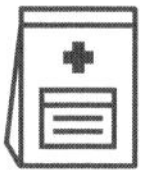

効かないからと自己判断で量や回数を増やしていると、過剰摂取から依存へと進行してしまう。

市販薬の種類

- 風邪薬
- 咳止め
- 鎮痛薬　など

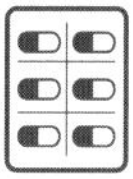

不安や苦痛を和らげるための市販薬の乱用が、違法薬物を使用するきっかけになることも。

オーバードーズってどんな状態？

つらい気持ちを和らげるために、処方薬や市販薬を多量に摂取すること。違法薬物に比べて危険性の認識が薄いが、急性中毒による救急搬送や死亡事故も起きている。

人に会うのがつらくて……

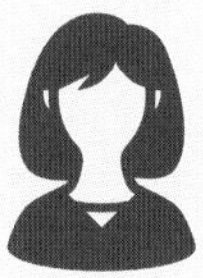

20代女性

- 大学に入ってから人と会うのがおっくうになり始め、体が楽になると噂の咳止め薬に興味を持った。服用したところ多幸感が得られ、調子がよくなったため学校にも進んで行けるようになった。しかし、1年ほどで服用量が増え、一気に１瓶以上飲むようになった。

↓

- 飲んだ直後に幻覚が見えたり、宇宙にいるような感覚になれたり、アイデアが次々に浮かんでくる体験ができるので、薬の乱用がやめられない。今度は抜けたときの具合の悪さから学校へ行けなくなり、休学。その後クリニックを受診した。

↓

- プログラムに参加し、薬はエネルギーの前借り、実際にはより大きなマイナスになることを自覚してやめた。復学したが月に何度か再使用。服用は止まらず、自殺念慮も出てきたため入院。退院後は専門学校へ入り直したが、今でもときどき咳止め薬の過剰服用をしてしまう。

「調子がいい」のは一時的！健康被害多発のカフェイン依存

エナジードリンクや錠剤が危ない

何気なく飲んでいる嗜好品の中にも、依存を引き起こす成分が含まれています。それは、コーヒーや紅茶、緑茶、コーラ、エナジードリンクなどに含まれるカフェイン。**仕事や勉強、運転中などに疲労を感じたときに、もうひと頑張りしようとコーヒーを飲む人が多いのは、カフェインに集中力の向上や、眠気・倦怠感の抑制などの効果があるからです。**脳内で眠気を起こすアデノシンという物質をカフェインがブロックするため、疲れがとれてパフォーマンスが向上したように感じます。これは、疲労が解消したわけではなく、カフェインの作用で一時的に感じにくくなっているだけ。試験や締め切りを乗り切るために頼ったら、その後は休息して疲労回復することが大切です。

世界一睡眠時間が短いといわれる日本人は、残念なことに休息の大切さをあまり理解していません。**コーヒーを何杯も飲み、それでもダメならカフェインの多いエナジードリンクや眠気防止薬を服用してでも無理を重ねがち。**カフェインは市販の風邪薬などにも含まれているため、**コーヒーやエナジードリンクとの併用によって過剰摂取を招くこともあります。**実際に、中毒による心停止や死亡事故も起きているので、1日の摂取量を超えていないか、中毒症状が出ていないかを確認しておきましょう。コーヒーや紅茶を日常的に楽しんでいるだけなら心配はありません。

カフェインはどのくらい摂取すると危険？

コーヒーや紅茶、緑茶といった日常の嗜好品から摂取するカフェインは、
エナジードリンクや市販薬にも含まれています。

カフェインを含む主なドリンク類

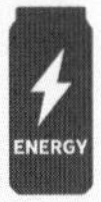

エナジードリンク
約32～300mg／100ml

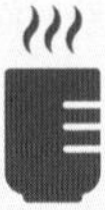

日本茶（玉露）
約160mg／100ml

コーヒー
約60mg／100ml

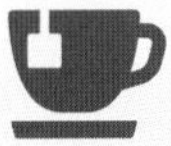

紅茶
約30mg／100ml

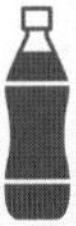

コーラ
約10mg／100ml

**1日の摂取目安は
400mg程度**

カフェインを含む飲料を適度に楽しむ程度なら心配ないが、コーヒーを水代わりに飲んだり、エナジードリンクを大量摂取したりするのはNG。

カフェイン中毒で起こる症状

エナジードリンク、カフェイン錠剤、カフェインを含む医薬品との併用など、
カフェイン中毒を起こすと以下の症状があらわれます。

精神的症状

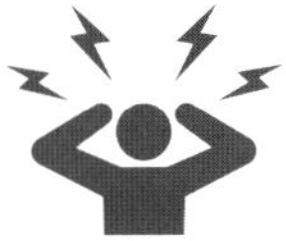

イライラ

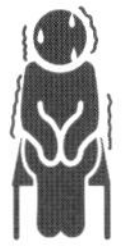

緊張

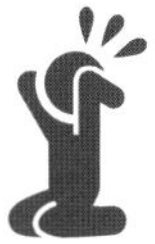

あせり

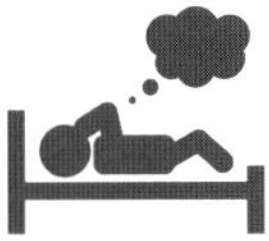

不眠

など

身体的症状

頭痛

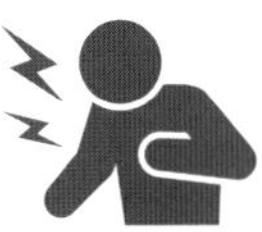

胸の痛み

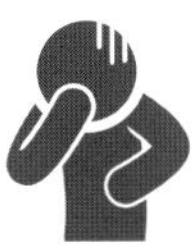

吐き気

手足の震え

など

たばこがやめられないのは ニコチンによる快楽物質が原因

加熱式たばこでも依存症に

たばこもなかなかやめられないものの1つ。厚生労働省が２０１９年に行った「国民健康・栄養調査」では、成人の喫煙率は男性で27・1%、女性で７・６%。過去10年で見ると減少傾向ですが、50代女性では増加しています。

たばこに含まれるニコチンは、極めて吸収が早く、煙を吸い込んで数秒でドーパミンなどの神経伝達物質を増やします。体から抜ける速度も早いので、ついもう1本と本数が増えて依存に陥ってしまうのです。 たばこの煙には数百種類もの有害物質が含まれていて、そのうち約70種類は発がん性物質。他にも呼吸機能低下や動脈硬化、心筋梗塞、狭心症、糖尿病、腹部大動脈瘤《りゅう》など、非常に多くの病気を招くことがわかっています。

20~30代の喫煙者を中心に使用が増えている加熱式たばこは、たばこの葉を詰めたカプセルを電気で加熱して、発生する蒸気を吸うタイプ。煙が少なく安全だと思われていますが、ニコチンをはじめ様々な有害物質が含まれていることに変わりありません。２０２０年施行の改正健康増進法でも規制の対象になっています。

ニコチン依存から抜け出し健康を取り戻すには、禁煙外来を利用しましょう。禁煙補助薬の処方や離脱症状を和らげるニコチン代替療法を行っていて、保険適用されるケースも多いので、まずは専門科を受診してみてください。

たばこを吸うとがんになりやすい!

ニコチンは脳に直接作用してドーパミンを大量に放出させる
依存性の強い物質。がんや呼吸器疾患など、健康被害は周りの人にも及びます。

喫煙者がなりやすいがん

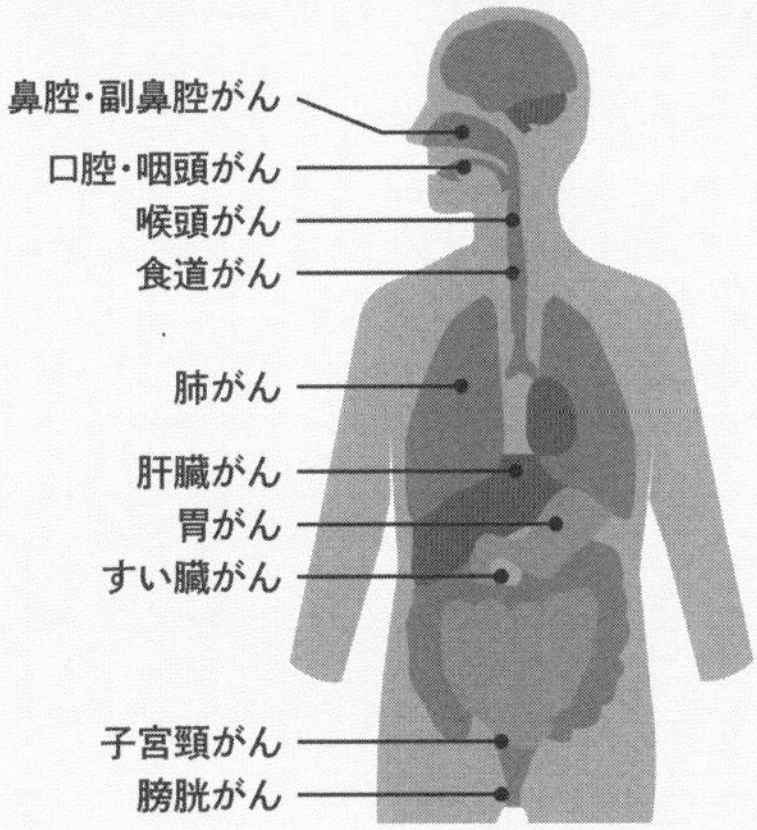

周囲の人がなりやすいがん

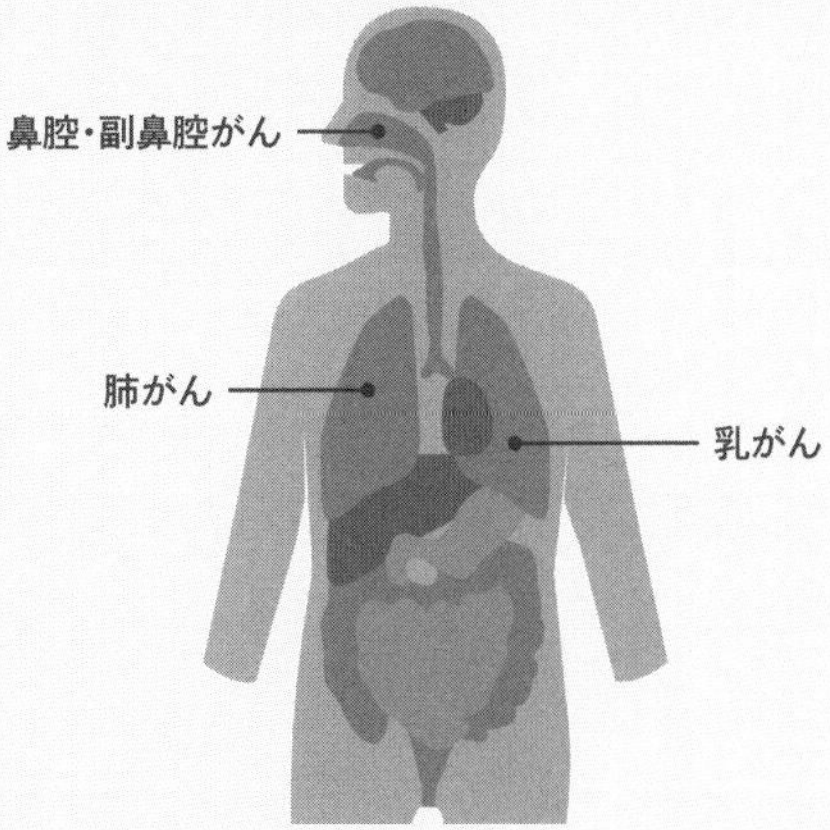

勘違いしている人が多い!? たばこのQ&A

加熱式たばこは害がない、禁煙は難しいなど、
たばこに関する勘違いを払拭して、正しい知識を身につけましょう。

Q 加熱式たばこは紙巻たばこより安全?

A 依存症に陥るリスクは同じ!

加熱式たばこで吸う蒸気にはニコチンが含まれているため、依存症リスクは変わらない。

Q 禁煙外来を受診すれば本当に禁煙できる?

A 禁煙外来の受診で成功率は7〜8割!

治療期間は12週間に5回の通院。保険が使えれば、1日の治療費はたばこ1箱分よりも安い。

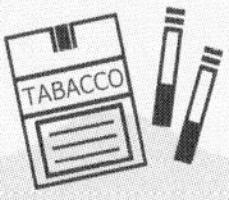

Q 禁煙によるニコチン切れは苦しい?

A 薬で離脱症状を和らげ比較的楽に禁煙できる

医療用禁煙補助薬を使えば離脱症状(禁断症状)が抑えられ、つらくないので成功率も高い。

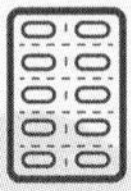

稼ぐつもりがお金が消えていく！ ギャンブル依存症

若い世代が短期間でギャンブル依存症に

ギャンブルがやめられないのは意志の弱さや、倫理観の低さではありません。病的賭博という診断名を持つ疾患です。治療が必要な患者さんも、最初は多くの人と同様に遊びの範囲で楽しんでいたことでしょう。ただ、ギャンブルを続けていると、頻度や賭け金が増えてポケットマネーや貯金では足りなくなり、多くの人はここで遊ぶのをやめます。しかし、依存症に陥る人はギャンブルが脳にもたらす快楽を求め続けた結果、やめると激しい焦燥感や不安にさいなまれるため、消費者金融やサラ金などに借金してでも続けてしまうのです。２０２２年に大石クリニックを受診したギャンブル依存症の新規患者数は、男性１４４人（そのうち20代48人、30代47人）、女性５人。若い男性が多い傾向なのは、**スマホでギャンブルができるようになり、若い世代が短期間にハマるようになったためです。軽症の段階で家族に連れられて相談に来るケースも増えていると感じています。**

依存を引き起こすギャンブルは多岐にわたり、受診人数が多いのはパチンコ、スロット、競馬の３つ。競輪・競艇への依存も見られ、ギャンブルと同様にお金をつぎ込んでしまうＦＸや、違法性が疑われるオンラインカジノにハマるケースも増えています。**ギャンブルへの依存による経済的・社会的・精神的なダメージは本人だけにとどまらず、家族の生活や人生も狂わせてしまいます。**

ギャンブルにハマるまでにはどんなことが起こっているの?

ギャンブルを行うことでドーパミンが分泌。繰り返すうちに
頻度や賭ける金額が増え、借金漬けになってもやめられなくなります。

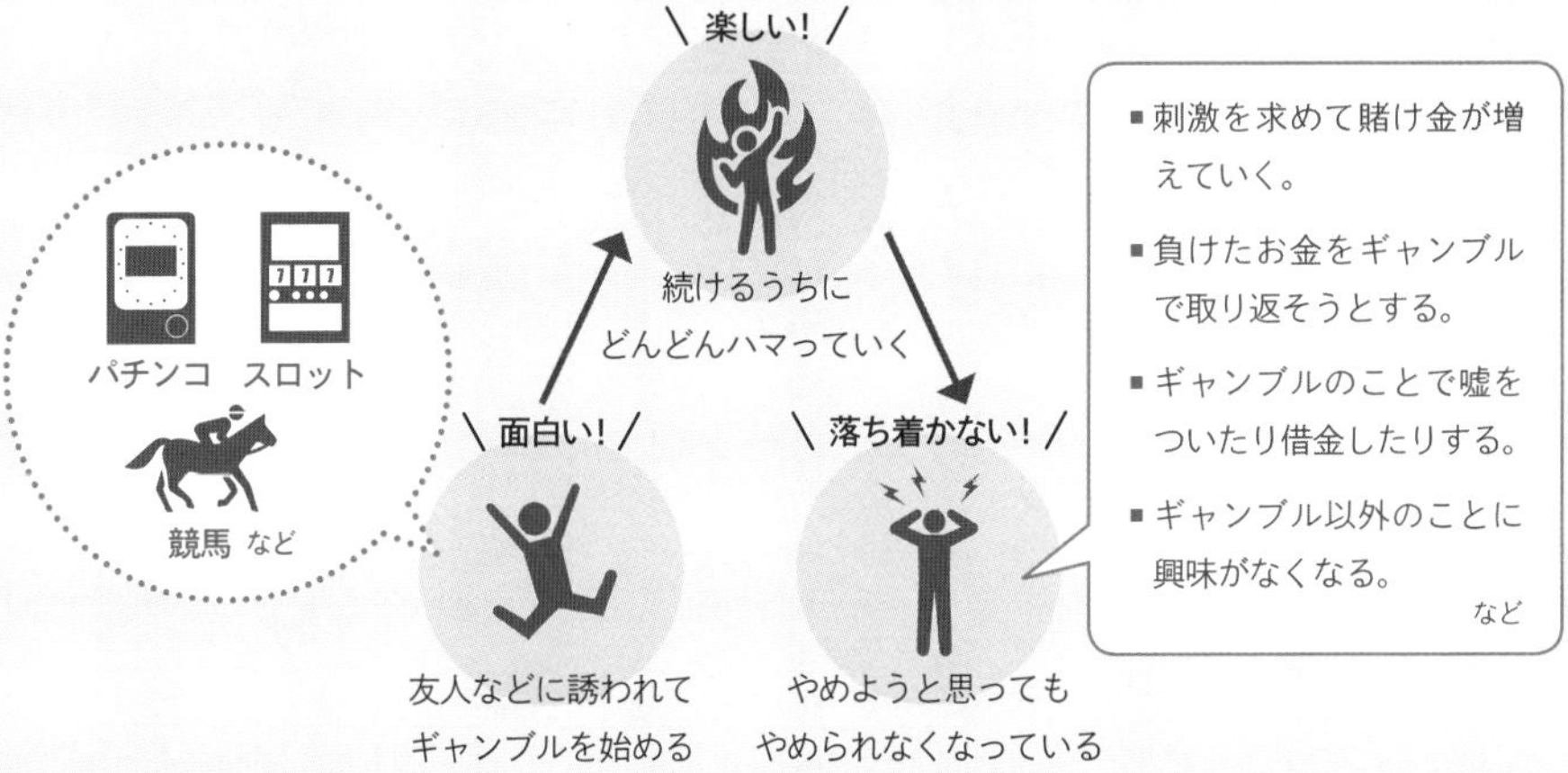

ギャンブル依存症の原因って?

ギャンブルをやめられずに依存症に陥る原因として、
ギャンブルが身近な環境や忘れられない体験などに影響していると考えられます。

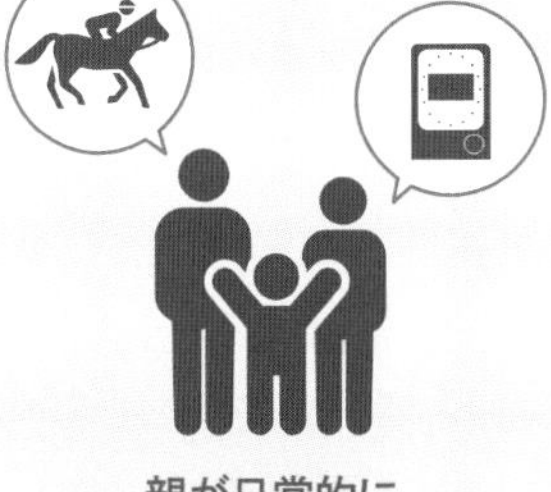

親が日常的に
ギャンブルを行っている

家族がギャンブル好きだとリスク増。

ギャンブルを始めた頃に
大勝ちしたことがある

強烈な快感が忘れられずにのめり込む。

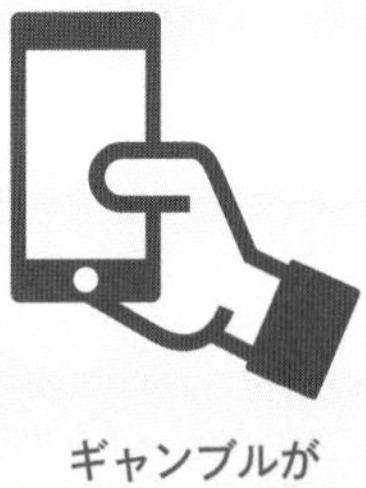

ギャンブルが
簡単にできる環境

仕事の合間にもこっそり購入するように。

ギャンブル依存症は家庭崩壊に繋がる危険大

電話相談が回復への第一歩に

たまに大当たりが出たとしても、トータルでは損をすることになっているギャンブル。**ほとんどの人は、何度か痛い目に遭ったところでそのことに気付くのですが、依存が生じると「負けはギャンブルで取り返すしかない！」と信じ込み、借金は雪だるま式に増えていきます。**カードローンや消費者金融、闇金にまで手を出し、借金を返済するために借金を繰り返すので、ダイレクトメールや請求書などが大量に届くように。それでも本人の頭の中はギャンブルと借金のことだけで占められていて、たとえ家庭の経済状況がひっ迫し、パートナーから離婚話を切り出されても止まりません。**仕事が手に付かなくなり職を失う、窃盗や横領などの犯罪に手を染める、絶望的な気分になり自殺を考えるということさえあります。**

そばにいる家族も深く傷つき大変な思いをしています。それでも、何とか立ち直ってほしいと借金を肩代わりしたり、代わりに謝ったり、本人が困らないようにと世話を焼きがち（P．118参照）。ですが、こうした努力は、実は本人の回復に繋がらないばかりか、ギャンブル行動に拍車をかけてしまう場合もあります。本人も家族も抱えている問題がこれ以上大きくなる前に、専門機関に相談してみてください。家族だけの相談もできるので、ギャンブル依存症という病について学び、適切な対応を身につけることが大切です。

家族の暮らしや心も追い込まれてしまう

本人は問題を自覚していなくても、一番近くにいる家族は経済的にも心理的にも追いつめられて深刻なダメージを受けています。

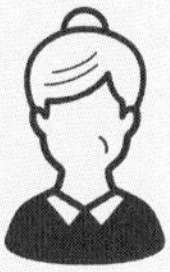

今度こそやめると約束したから孫の借金を返済したけれど、すぐにまた借金。この子はどうなってしまうんだろう……。

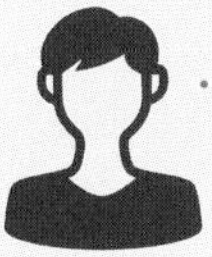

これだけ叱ってもやめないとは！消費者金融や闇金に手を出したり犯罪を起こしたりしないだろうか……。

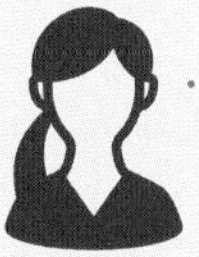

今月も請求書や督促状がこんなに……。怖い人が取り立てに押しかけてきたらどうしよう……。

競馬を始めて1年で200万円の借金

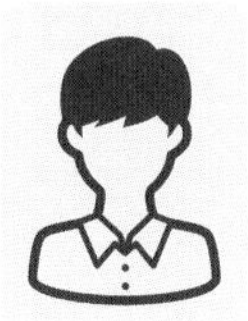

40代男性

- 30歳頃から競馬を始め、1年ほどで200万の借金。もうやらない約束をして親が返済、4年はやらずにいた。しかし、ふと見た競馬のCMをきっかけに再開し、400万の借金。再度親に返済してもらうも三度目はないと厳しく叱られ、深く反省し8年ほどやらずに生活していた。

↓

- 相変わらずテレビCMや通勤中に競馬新聞が目に入り、やりたい気持ちが募って再開。家族にバレないよう友人や同僚に買いに行ってもらったりスマホを借りて購入したりした。貯金は約2年で底をつき、30万ほど借金したところで家族に知られてしまった。

↓

- これだけ繰り返しているのは病気だと自覚してクリニックを受診。集団精神療法に参加し続け、長くやめ続けるためには頑張るのではなく、いかに穏やかに過ごすかが大事なのだと気付いた。家族や仕事、余暇の時間をもっと大事にするよう心がけ、現在はやめて4年目。

買うこと自体が目的になる!? 買い物依存症

衝動を抑えられず借金を繰り返す

買い物をすると気分が高揚し、一時的に嫌なことが忘れられます。ただし、繰り返すうちに**高揚感をもたらす買い物という行為自体が目的になり、コントロールができなくなることも。正式な診断名ではありませんが、こうした状態は一般的に買い物依存症と呼ばれています。行為だけではなく、服や車など特定の購入物に依存するケースも多く、病態像は多岐にわたります。**２０２２年の大石クリニック新規患者数は女性46人、男性29人。女性の疾患と思われがちですが約3割は男性で、趣味の延長からというケースがよくあります。購入先は圧倒的にネットショップが多く、支払いも登録済みのクレジットカードで払うため、お金を使った感覚がほとんどありません。**衝動的な欲求が抑えられず借金をしてでも買い物を繰り返しますが、購入後は大半買った物への興味を失います。**

依存の背景に双極性障害、発達障害、うつ病などが潜んでいることもあります。例えば、双極性障害の定期的に気分が高揚する時期に大金を使ってしまう、ＡＳＤに見られるこだわりの強さから同じボールペンを何本も買う、うつ病なら気分が沈みきって少し回復し始めたときに気持ちを上げようとして買い物するといったもので、合併する疾患も治療の対象になります。こうしたケースでも、買うことだけで満足して、買った物の箱を開けずに放置していることが多々あります。

買い物依存症の特徴

ネットでの買い物が多い

ネットショップやSNSのおすすめを見て、クリックするだけで購入。お金を使った感覚がほぼない。

男女でハマリ方の傾向が異なる

女性は服やバッグ、アクセサリー、男性は趣味のグッズのコレクターからハマるケースが多い。

発達障害やうつ病との関連も

気持ちの浮き沈みが大きい双極性障害や、こだわり行動のある発達障害、うつ病が影響していることも。

買い物依存症は浪費とは違う！

飲食や旅行でお金をたくさん使ってしまうのは浪費。衝動的な浪費は金銭管理という面では問題がありますが、買い物依存症とは異なります。

ブランド物やアニメグッズを買いまくり……

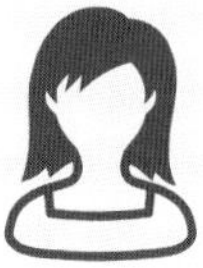

30代女性

- 就職先の会社の給料がよかったのもあり、クレジットカードでブランド服やアニメグッズ、彼氏へのプレゼントなど見境なく購入。月50万円ほどの支払いが続き複数のカードを作成するが、自転車操業でも回らなくなる。カードをつくらないと約束し、借金200万円を親が返済。

↓

- 残業が多く、体調不良もあったため転職。給料が下がったので買い物もほどほどにできていた。しかし1年後にはカードがあると便利だと思い作成。ネット通販で毎月30万円使い、支払いが追い付かなくなり親に相談。返済する代わりにクリニックを受診するようにいわれる。

↓

- 集団プログラムに毎週参加して、買い物行動を振り返った。仕事のストレスから買い物に走り、よい物を身につけることでその分が補てんされる感覚があったことなどに気付いた。家計簿をつけて3年間通院を継続。衝動的な買い物をせずに生活できている。

お金を持っていても関係ない!? クレプトマニア（窃盗症）

何かに突き動かされるように万引きする

クレプトマニア（窃盗症）は、物を盗みたいという衝動・欲求をコントロールできなくなる病気です。商品が欲しいのではなく盗む行為に依存しているので、食料品から飲み物、日用品、化粧品、本、雑貨、衣類、お酒まで何でも盗ります。また、盗った物は、捨てたり隠したり、人にあげることもあります。**買い物をするつもりで入店しても、何かに突き動かされるように万引きして、成功すると高揚感や達成感に満たされます。**ただし、犯行後は捕まるかもしれないという不安や、盗みをやめられないことへの自己嫌悪にさいなまれます。合併症としては過食症や買い物依存症が多く、高齢の場合は認知症が疑われるケースもあります。

大石クリニックの2022年の新規患者数は、女性50人、男性40人。本人の経済力や社会的地位とは無関係で、世代による偏りがあまり見られない女性に比べて、男性は働き盛りの年齢に比較的多く見られます。

背景に貧困問題がある場合は窃盗を繰り返していてもクレプトマニアとは限りません。治療の必要な疾患という社会認識が足りず、専門的に診断・治療できる医療機関は限られているのが現状です。

大石クリニックでは集団精神療法や集団認知行動療法、薬物療法など、仕事を続けながら通院することが可能で、家族からの相談にも力を入れています。

クレプトマニアの特徴

盗む物が男女で異なる

クレプトマニアは男女関係なく、色々な物を盗むが、本を盗るのは男性が圧倒的に多い。

経済力は関係がない

しっかりとした役職についていて、経済的に豊かな人が万引きを繰り返すことも珍しくない。

高齢者の場合は認知症の可能性も

何となく、気が付いたら、覚えていないなど、万引きの動機を説明できない高齢者は、認知症の可能性がある。

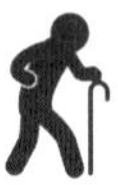

買い物依存症との関連もある!?

買い物依存症は複数購入し、クレプトマニアは同じ物をいくつも盗みます。両者の共通点は、たくさん持っていないと安心できない「枯渇恐怖」です。

生活費が気になり始めて……

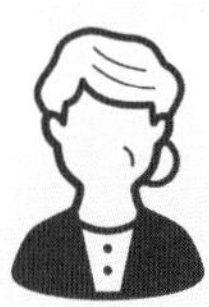

50代女性

- 30代で出産。家族が増えて生活費がかさむのが気になっていた。あるとき、急いで帰りたいのにレジが混雑していたので、勢いでレジを通さずに帰ったら意外にもばれず、達成感と安心感をすごく感じた。1年経たないうちに、毎週万引きするようになった。

↓

- 万引きを繰り返して2年ほどで初めて捕まり、その後1年間隔で4回検挙された。このままだといずれ家族に知られると怖くなったが、気付いたときには捕まってもやめられなくなっていた。5回目の検挙で起訴され罰金。夫に知られて初めて今までのことを話した。

↓

- 2人目を出産後イライラすることが増え、万引きしたらすっきりしたので週に数回繰り返すように。捕まって起訴され、弁護士から病気のことを聞き、夫にもすすめられてクリニックを受診。通院を続けて現在まで5年間、盗みはなし。夫ともオープンに話せる関係になった。

他の依存症とも関連する摂食障害

摂食障害がクレプトマニアの引き金に

依存症と関わりの深い疾患の1つに摂食障害があります。摂食障害とは、主に体重や体型の感じ方に障害があり、食行動を中心に様々な問題があらわれる病で、患者のほとんどは女性です。明らかにやせているのに、もっとやせたい、太りたくないと強く思い、食事量を制限するのは拒食症（神経性やせ症）。疲れやすくなり筋力の低下、骨が弱くなるといった身体症状や、イライラ、集中力の低下など心理的症状があらわれます。一方、神経性過食症は、食のコントロールができなくなり頻繁に過食してしまう状態で、ドカ食いした罪悪感から、食べた物を吐いたり下剤を使って排泄したりします。この2つは一見正反対のようですが、やせたい気持ちは共通。ダイエットから拒食症になり、厳しい食事制限の反動で過食症に陥るパターンが多く見られます。過食や罪悪感はあっても嘔吐や下剤使用がない場合は過食性障害です。

　摂食障害があると衝動のコントロールが難しく、強迫的なためこみ症状も見られます。また、過食嘔吐を繰り返していると「どうせ吐くものにお金を払うのはもったいない」というゆがんだ思考に陥り、万引きする要因にもなります。**大石クリニックのクレプトマニアの集団精神療法参加者に限ると、およそ3割は、摂食障害が見られます。依存症からの回復には、背後にある疾患への理解や治療が欠かせません。**

摂食障害の特徴

多くのきっかけはダイエット

摂食障害の多くはダイエットがきっかけ。体調不良で体重が減ってやせることに執着するケースも。

女性がなるケースが多い

芸能人へのあこがれなどでやせ願望の強い女性が陥りやすい。やせていても太っていると思い込む。

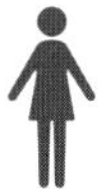

他の依存症と合併していることも

過食するための食べ物を盗むクレプトマニアを発症したり、過食の代償行為として覚醒剤の使用など。

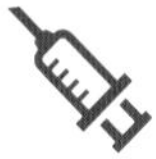

拒食からスタートして過食と交互に繰り返す

最初はやせるために食事制限を続け、その反動やストレスで過食に。食欲のコントロールができずに拒食と過食を繰り返し、過食をした後に吐くこともある。

吐くなら盗んでしまおう……

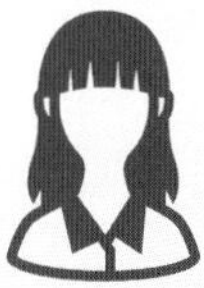

30代女性

- 高校生のときに好きな男の子の好みに合わせてダイエットを始め、高校3年生で過食へと転じた。太ることが怖く、大学入学後は嘔吐を始めた。吐きやすいように油ものやクリームものの食品をあえて食べ、多いときは週の半分以上、1日3回過食して嘔吐。

↓

- 20歳以降、どうせ吐くのに食べ物にお金を払うのはもったいないと思い始め、食品や日用品を万引きするようになった。30代になって初めて起訴されて裁判を受け、罰金が科せられたことで家族にも知られ、治療をすすめられてクリニックを受診。

↓

- 逮捕をきっかけに家族にも自分の気持ちを正直に話せるようになった。今も週の半分ほどは過食して嘔吐することがあるが、週3回のミーティング参加で日中の活動を増やし、1日1回の嘔吐で済むようになった。多めに食費を使う許可をもらい、万引きの再犯はない。

近いからこそこじれやすい!? 親と子の関係

子どもと親は別の人格

幼い子どもにとってお母さんは特別な存在。母親も愛情たっぷり注いで育てますが、過剰に密着しすぎると、母子ともによくないとされています。病気ではありませんが、親子関係のゆがみから生じる依存を「母子カプセル」と呼びます。

学童期は子どもの世界が広がり、心理的な距離はまだ近いものの、身体的な距離は少しずつ開いてきます。思春期になれば自立心が芽生え、成人期には親から自然に巣立っていきます。ところが、**思春期や成人期を迎えても母子カプセルにとどまってしまうことも。自分で考えて行動することができず、何事にも受け身で親に依存する大人になってしまうのです。**

その原因は、主に母親にあるといわれています。特に多いのは、夫婦関係が円満ではなく、母親が自分の心を満たすために子どもだけに愛情を集中させてしまうケース。摂食障害もこうした母子関係が背景にあることが多くみられます。また、親が依存症だと子どもは親の世話をすることになり、他の子どもたちより一足早く大人にならざるを得ず、様々な生きづらさを抱えたアダルトチルドレンに。パートナーに依存症を発症している人を選ぶ、満たされない気持ちを埋めるために本人が依存症になってしまうといったこともしばしば起こります。**親子関係を改善するには、子どもと親とは別の人格だと認識することが必要です。**

親と子で依存してしまう関係の特徴

親と子の関係があまりにも近すぎて「共依存」の状態に陥ると、
それぞれの精神面に悪影響を及ぼし、子どもの健全な発達を阻害します。

依存が多いのは母と子の関係

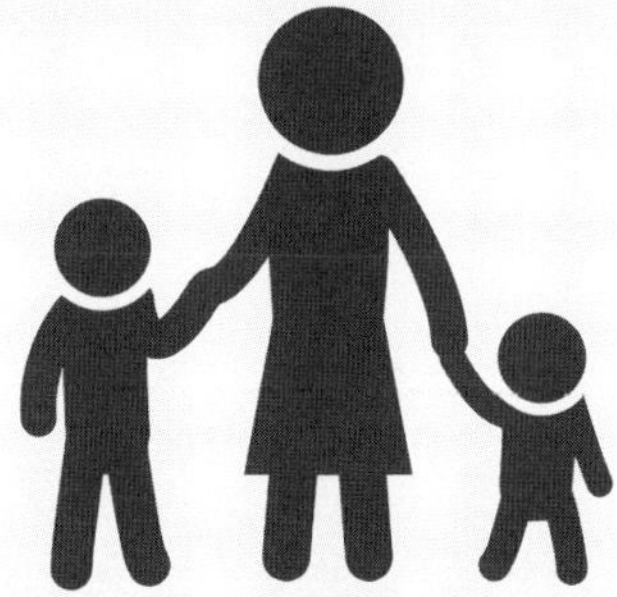

距離感が近すぎる「母子カプセル」

母親の心が満たされず不安定だと愛情が子どもに集中。子どもは母が求める「いい子」になろうとしすぎて自立心が育たず、自分の世界を築けなくなることも。

親に依存された子どもが受ける影響

自分で
決められない……

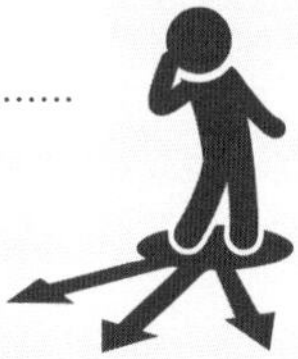

大人になっても
他人の意見に
従う人になる

親の具合が
悪くなると
子どもも具合が
悪くなる

自分1人が幸せになることに
罪悪感を抱く

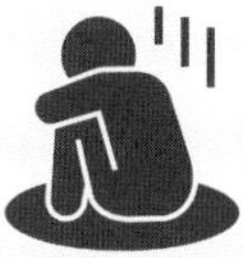

親に認められるため
完璧主義になる

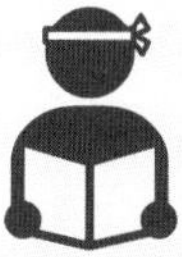

身体的境界線が消え
暴力が起きる

依存症の親から育てられたアダルトチルドレン

依存症の親の世話をするために他の子どもより早く大人にならざるを得なかった人はアダルトチルドレンになりやすく、様々な生きづらさを抱えがち。

身体への暴力だけじゃない！ DV（ドメスティックバイオレンス）

DVは一種の対人依存

日本では、主に配偶者や恋人など親密な関係にある、またはあった者から振るわれる暴力のことをDV（ドメスティックバイオレンス）と定義しています。DVは、殴る・蹴る・物を投げるなどの「身体的暴力」、怒鳴る・暴言・無視・不機嫌になる・脅すといった「精神的暴力」、性行為の強要・避妊を拒否などの「性的暴力」、無理に働かせる・働かせない・家計の独占・借金といった「経済的暴力」、携帯チェック・外出や交友関係の制限・ストーキングなどの「拘束」の5つの種類に分類できます。加害者は男性、被害者は女性といった印象が一般的かもしれませんが、逆のケースもまれではありません。DVを受けた被害者は、暴力に遭ったときの記憶を突然思い出す、慢性的な無力感や絶望感に陥るなど深刻なダメージを受けます。

ただ、必ずしも加害者は被害者を傷付けようと思っているわけではありません。**大半は自分の理想の家庭をつくりたいといった気持ちから「自分は正しい。従わない相手がおかしい」「よかれと思ってやっているのに相手が協力しない」と思い込み、その結果がDVに。家族を支配したい、自分の思い通りにしたいという気持ちが形を変えたDVは、一種の対人依存でもあります。**加害者は専門治療を受ける必要があり、本人が治療に消極的な場合は家族向けのプログラムをおすすめしています。

加害者：「何度いったらわかるんだ！」

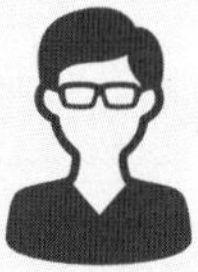

40代男性

- 30代後半で結婚。子どもが生まれてから、妻は一部の家事をおざなりにするように。疲れて帰宅したとき、衣類や子どものおもちゃなどが散らかっているのを見るとイライラするようになった。

↓

- 「何度いったらわかるんだ！」と怒鳴るようになった。妻の言い訳にも腹が立ち、おもちゃを妻に投げてしまった。妻が泣き出して自分も反省したが、数か月後に同じようなことで物を投げてしまった。

↓

- 妻からこのままなら離婚したい、DVだといわれた。自分も怒りすぎるけれど問題は妻にある、わかってくれていると思っていた。離婚を回避するためにクリニックを受診。自分の「べき論」を妻に押し付けていたことに気付き、関係改善に努めたら離婚の話題は出なくなった。

被害者：言い返すとますます暴力的になる

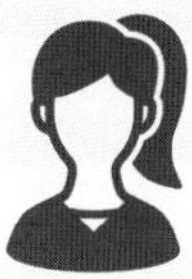

40代女性

- 30歳頃に結婚した夫からＤＶを受けている。夫とは付き合い始めて半年ほどで結婚した。一緒に暮らし始めてから、よくわからないタイミングでキレる人だと知った。怖いのでとりあえず謝ってしまう。

↓

- しばらく怒鳴った後には、仕事でイライラしていたと謝罪される。それが周期的に繰り返される。自分もときには言い返してしまうけれど、夫は物を蹴ったり私の腕をつかんだりと、ますます暴力的になる。

↓

- 突然怒り出すから家にいても安心できないが、子どもがいるから簡単に別れるわけにもいかない。友人に「それはＤＶだから本人が治療を受けないとダメ」といわれた。しかし、とてもそんなことを話せる状態ではなく、対応について相談したいと思って私が受診した。

別れから始まることが多い？ストーカー行為

加害者への心理的支援が重要

ストーカー行為とは、特定の人に対して付きまとい行為を繰り返すことです。恋人や夫婦だった人との別れに直面すれば、気持ちの整理がつかないことは誰にでもあります。

現実を受け入れられずに愛情や憎しみ、支配欲、嫉妬心などに支配されて相手に執着するストーカー行為は「拒絶型」と呼ばれています。恋愛関係がない場合では、見知らぬ人や知人に対してひどい扱いを受けたと恨みを募らせる「憎悪型」、特別な関係があるかのように思い込む「親しくなりたい型」、一方的に思いを寄せる「相手にされない求愛型」、身勝手な性癖や興味などから付きまとう「略奪型」といったタイプも。被害者の不安や恐怖、嫌悪感は非常に大きく、警察の介入によって約9割は止まりますが、重大な犯罪に及ぶこともあり、大きな問題となっています。

ストーカーの中には、病的な妄想やこだわりが見られるケースがあり、統合失調症、妄想性障害、ASD、ADHD、双極性障害、学習障害などの精神疾患の合併が疑われます。相手と限りなく繋がりを求めたり、束縛したり、支配しようとするゆがんだ考え方には、人間関係への依存という側面も見てとれます。

再発を防止するには、罰則よりも心理的支援のほうが重要です。国も加害者に対する精神面でのケアを重視するようになってきています。

ストーカーの特徴

定義

- 付きまとい、待ち伏せ
- 監視していることの告知
- 面接・交際の要求
- 無言電話、連続した連絡
- 汚物などの送付
- 名誉の侵害
- 性的羞恥心の侵害　など

タイプ

- 拒絶型
- 憎悪型
- 親しくなりたい型
- 相手にされない求愛型
- 略奪型

心理

- 「急に別れるなんてひどい」
- 「ストーカーではない、無視するから連絡しているだけ」
- 「まだ自分のことが好きかもしれないから確かめたい」
- 「警察に捕まって仕事を失ったので仕返ししたい」　など

しっかり別れてストーカー被害を回避する

はっきりと別れを伝えて完全に関わりを絶つこと。伝えた後は、中途半端に連絡を返すのもNG。話し合いを求められても2人だけで絶対に会わないことです。

私だけがつらいなんて許せない！

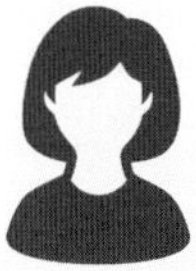

20代女性

● 大学3年生のときに付き合い始めた人は初めての彼氏で、最初は楽しかったが、4年生になって会える時間が減り、今何しているのかと気になるように。彼氏のSNSを常にチェックして、女子と出かけたことがわかると腹が立ち、彼氏に文句をいうことが増えた。

↓

● 別れを切り出されたが、別れたくなかった。メッセージもブロックされ、SNSで彼の動向を調べて問い詰めると、これ以上付きまとうようなら警察に相談するといわれた。私だけがつらいなんて許せず「死ね、殺す」とメッセージを何度も送ったら警察対応に。

↓

● 注意だけで済んだが、彼への恨みはますます強くなっている気がして、このままでは本当に捕まってしまうと親に初めて相談し、クリニックを受診。集団認知行動療法で怒りのコントロール方法を学び、ストーカー行為の原因にも気付き、彼に対しての執着は弱まってきている。

これってもしかして依存症!?

「それって依存症じゃないの……？」といわれて
不安になったことはありませんか。
病的な依存症ではないものも多いのですが、
精神的なトラブルを抱えていることもあります。
気になったら専門機関などに相談してみましょう。

＼マスク依存!?／

Q マスク依存になっていないか心配です……。

A 「素顔を見られるのが恥ずかしい」という気持ちがあるのかもしれません。無理して外さなくてもいいので、まずは家の中で外す、次は家の近くを散歩するときに外す、といったように少しずつ成功体験を積み重ねていくとよいでしょう。社交不安障害、醜形恐怖症などの場合は、適切な治療を受ける必要があります。

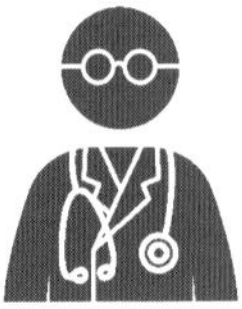

＼仕事依存!?／

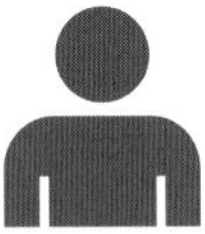

Q ワーカホリックといわれたのですがこれは病気ですか？

A 「仕事が好き」「やりがいを感じる」のではなく、何よりも優先して強迫的に仕事に取り組んでしまっている、仕事をしていないと落ち着かないといった場合は、心の病気ということもあるので要注意。依存症の患者さんの中にも仕事熱心すぎる人は多いです。仕事とプライベートのオン・オフを意識してできる状態が理想。

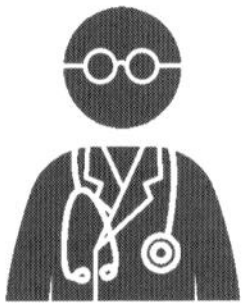

＼ 整形依存!? ／

Q 整形や写真の加工がやめられません……。

A 病気というよりも現代社会における価値観の変化によって起こっているものと考えられます。なかには醜形恐怖症のように外見上に欠点があると思い込んで苦痛を感じている人もいるかもしれませんが、どちらかというと「理想の外見に近付きたい」という気持ちが強いためでしょう。

＼ ペット依存!? ／

Q ペットが亡くなってから何もやる気が起きません……。

A 喪失体験による悲嘆反応は誰にでも起こるものであり、健全な反応で一時的なものです。以前から依存症の治療を受けている患者さんの一部は、飼っていたペットが亡くなったことがきっかけで酒量が増えたり、万引きを再開してしまったりするケースがあります。

＼ 推し依存!? ／

Q 推し活に夢中になりすぎて家族に怒られました……。

A 金銭面や時間など、生活に支障がない範囲で行う分には問題ありません。ただし、学校に行かなくなる、推しのために仕事を変えるなど、生活のスタイルや優先順位が大きく変わってしまった場合は、のめり込みすぎないよう注意しましょう。

何かに依存しすぎているかもと悩んだときはどうすればいいの？

各都道府県の「精神保健福祉センター(こころの健康センター)」で、依存症に関する相談ができます。中学校のスクールカウンセラーや中高生向け情報サイト「こころもメンテしよう」もあります。日常生活に支障がある場合は、精神科などに相談してみましょう。

column

「クロスアディクション」とは

複数の依存が重なり合う「クロスアディクション」。特に多いのは物質依存で、お酒と違法薬物の依存症を併発するケースです。入手が難しい違法薬物に比べると、お酒はいつでもどこでも、簡単に手に入れることができます。そのため、違法薬物の代わりにお酒を飲んでいると、やがてアルコール依存症を併発します。

また、1つの依存を抑制したために、新たな対象に依存し始める場合もあります。例えば、治療のために禁酒していると、ストレスで買い物依存症に陥るというように、物質依存からプロセス依存へと移り変わるケースも報告されています。アメリカでは、薬物以外に複数の依存症に罹患している人が約２０００万人いると推定されています。

クロスアディクションが起きる原因は、一度依存症になると脳の報酬系がそれを記憶して、他の物質や行為の依存症になるといわれています。また、依存症の根本原因である心理的・精神的な苦痛が解決されていないために、依存対象を増やしたり次々と移り変わったりしているとも考えられます。このことからも、自分の意志だけで脱することの困難さがわかります。

第4章

今知っておきたい!
「性」に対する
問題行動

性に対する問題行動が増えている!?

性犯罪やトラブルの影に病あり

ここ数年、寄せられる相談件数の中で、性に関するものが急激に増えています。はっきりとした理由はわかっていませんが、もしかしたら、芸能人の性犯罪報道などを見て「性のトラブルが病気によって引き起こされているのかもしれない」「自分が抱えている性の問題も治療の対象になるんだ」といった認知が広まった可能性が考えられます。**本来、性的な行為そのものが問題になることはありません。ただし、自分でコントロールができず、他人に被害を及ぼしてしまう、または自分自身が困難な状況に陥っているようなら、1人で悩んだり放置したりせず専門家に相談することを強くおすすめします。**

性に関する病気は、主に「性嗜好障害」と「強迫的性行動症」の2つ。性嗜好障害は、盗撮や痴漢、露出など、一般的に性犯罪と認識されているものです。一方、強迫的性行動症は、ICD-11（国際疾病分類第11版）で新しく病名として認められた病気。自らの性的欲求をコントロールできないために、パートナーとの関係の悪化や、自分が借金などをして経済的問題を引き起こすなど、日常生活に支障が生じ、苦痛を感じている状態の人が治療の対象となります。**これらを依存症として分類する病院もありますが、大石クリニックでは世界的な基準に基づき、依存症とは切り離した類似疾患として診療しています。**

性に対する問題行動ってどんなものがあるの?

混同されがちな性嗜好障害と強迫的性行動症ですが、
この2つには大きな違いがあり、前者は一度でも行為に及ぶと犯罪になります。

性嗜好障害

【 具体的な症状 】

- 盗撮(窃視障害)
- のぞき(窃視障害)
- 痴漢(窃触障害)
- 露出(露出障害)
- 下着窃盗(フェティシズム障害)
- 小児性愛(小児性愛障害) など

性犯罪に結び付き被害者が出る

ゆがんだ性嗜好により他人に危害を加える可能性がある。実際には行為に及んでいなくても、これらの欲求や衝動を抱えて空想にひたることに、本人が精神的な苦痛を感じる場合も障害とみなされ、治療の対象になる。

強迫的性行動症

【 具体的な症状 】

- パートナーがいても不特定多数の人と関係を持つ
- 借金をしてまで風俗に通い続ける
- 自慰行為をやめられず他のことが手に付かない など

犯罪ではないがコントロール不可能

人間関係に支障をきたし、借金など経済的な問題が生じる。この疾患は男性だけでなく女性にも見られ、ホストや地下アイドルへの依存から買い物依存症やストーカー行為に発展するケースもある。

性嗜好障害ってどんなもの？

性の嗜好性の偏りから性犯罪に

性嗜好障害は別名パラフィリア障害とも呼ばれています。アメリカ精神医学会が作成した精神疾患に関する診断基準DSM-5によると、性嗜好（パラフィリア）は、**「性の嗜好性に偏りがあること。例えば、人に見せない部分を無防備にさらす行為に興奮する（露出）、使用済みの下着に興奮する（下着窃盗）、性的に未成熟な子どもに興奮する（小児性愛）など」と定義されています。**

こうした嗜好性のために何らかの問題が生じている状態、例えば、性的興奮を得るために子どもと性的行為に及ぶ、下着を盗む、風呂場をのぞく、強姦をするなどの反社会的行為に及び、他者へ危害を加えてしまうのが性嗜好障害です。あるいは、**実際に行為に及んでいなくても、これらの欲求や衝動を抱えている、空想にふけっている状態で本人が精神的な苦痛を感じる場合も含まれます。**依存症の診断基準であるコントロールが効かない、頻度が増える、禁断症状があるといったことに当てはまらない場合もあるため、厳密にいうと依存症とは区別される障害です。

自分の性嗜好に苦痛を感じておらず、問題も起こしていないケースもあります。その場合は治療の対象にはなりません。例えば、痴漢や盗撮の企画モノのAVを観たり、漫画を読んだりする、同意を得てパートナーの下着をもらうといった行為で性的興奮を得る、などです。

性嗜好障害とは？

**性犯罪に繋がる性嗜好障害はどのような精神状態によって起きるのか、
不幸な犯罪を抑止するために必要なのは適切な治療です。**

性に関する認知のゆがみがある

「女性は誰しも襲われたいと思っている」「相手も喜んでいる」など、女性に対する認知のゆがみが大きく、被害者の精神的苦痛などを理解できない。

基本的には男性が多い

患者は男性がほとんど。盗撮や痴漢の新規患者数は20〜30代が多いが、10代にも見られる。高齢患者は複数回の逮捕歴や刑務所経験がある場合も。

繰り返す前に治療が必要

自分で何とかできると軽く考えるのは危険。性犯罪を繰り返す前に、専門科を受診して、加害者になる（被害者を生む）のを防ぐことが大切。

性嗜好障害の症状例

**大石クリニックで治療した性嗜好障害の患者の聞き取りから、
問題行為に至ってしまうリアルな心理状態が見えてきます。**

露出（露出障害）

「夜道を歩いている女性に自分の陰部を見せて、驚いた反応に興奮する。誰もいなくても露出すると解放感がある」

下着窃盗（フェティシズム障害）

「女性らしい下着が干してあるのを見つけて性的な興奮を覚え、人目のないときに盗んだ。喜びとドキドキ感があった」

小児性愛（小児性愛障害）

「小学校低学年の男児に声をかけ自分の陰部を見せて触らせた。その子のものも見せてもらいとても興奮した」

のぞき（窃視障害）

「開いている風呂場の窓からこっそりとのぞく。バレないかというドキドキ感や、裸を見ることができる期待感にも興奮する」

など

相談件数が多いのは盗撮と痴漢

スリルや達成感からやめられなくなる

　性嗜好障害の相談件数では盗撮が一番多く、その次が痴漢です。大石クリニックの相談者は全て男性で、20〜30代が半数以上を占めています。患者の特徴としては、真面目なサラリーマンで性格は内気な人がほとんどという印象です。彼女や奥さんがいる人が多く、モテないことが理由で盗撮や痴漢行為に走っているわけではありません。

　なぜ盗撮をしてしまうのか尋ねてみると「きれいに撮影できたときの達成感」「その過程のスリル」「どんな下着をはいているのかを確かめるため」などという答えが返ってきます。撮影したデータは、見返して自慰行為に使用する人と、消去あるいは保存しているだけで見返さない人と半々くらいの割合です。**痴漢に関しても、スリルやドキドキ感など刺激を求めていることが多く、意外かもしれませんが、性的欲求の発散という意味合いはそれほどありません。**

　痴漢や盗撮は電車内や駅のホーム、商業施設のエスカレーターなどで行い、ターゲットは赤の他人。後ろ姿を見ているので顔は関係なく、短いスカートの人やきれいな脚の人を対象に選びます。**加害者に「身内が被害に遭ったらどう思うか」と聞いてみると「不愉快」「怒る」「訴える」などと回答します。大切な人と違って赤の他人は対象物としか感じないため、相手を傷つける行為も平気でできてしまうのでしょう。**

無音カメラをインストールして盗撮

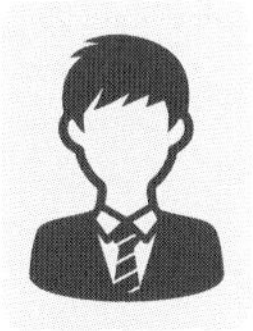

40代男性

● 30代のときにスマホの無音カメラをインストールして盗撮した。最初はうまく写らなかったが妙に興奮した。そのうちきれいに下着が写るようになり「やればできるじゃないか」と週1回ペースで盗撮していた。

↓

● 1年後、撮影中に声をかけられて警察対応となったが注意だけで済んだ。満員電車を避けて通勤することで3年ほどはやらずにいた。ただ、ＡＶで盗撮ものを好んで観ることがしばしばあった。

↓

● ある日、電車の遅延で満員電車に乗ってしまい、「うまく撮れるのでは」と思い盗撮。隣の男性に気付かれ警察に引き渡された。罰金の支払いとなったが、弁護士から病気の疑いがあると治療をすすめられて受診。その後、集団精神療法に参加。通院を継続し再犯はない。

痴漢行為をコントロールできない

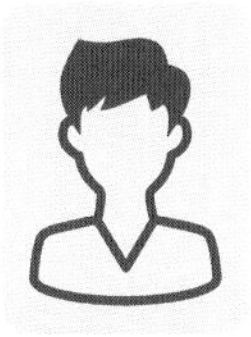

30代男性

● 中学生の頃に初めて夜道で痴漢行為をした。捕まることはなく高校生のときも不定期にやっていた。やらない時期もあったが、社会人になり電車通勤になってからは、状況がそろえば毎日でも痴漢をした。

↓

● 20代のときに2回捕まり2回とも罰金。相手女性に悪いことをしたと後から思うが、痴漢をするときはドキドキして冷静になれない。仕事をクビになったため、自転車通勤できる仕事に転職。

↓

● 3年ほど経った頃、夜遅く自転車で帰宅することが増えた。昔、夜道で痴漢をしていたことを思い出し痴漢行為を再開。月に数回繰り返していた。半年ほどして警察が自宅に来て逮捕された。執行猶予がついたが、自分でもコントロールができない自覚があったので受診した。

強迫的性行動症ってどんなもの？

犯罪ではないが自分や家族が苦しむ

性行動をコントロールできないという点は性嗜好障害と同様ですが、強迫的性行動症は、性犯罪になるような行為はありません。性行動を制御できないために自身の生活に支障をきたしているものが治療の対象となり、男性だけでなく女性もいます。犯罪ではないという点から、これまでは明確に病気として扱われてきませんでしたが、WHO（世界保健機関）が作成するICD-11（国際疾病分類第11版）で病気として認められました。

強迫的性行動症の症状としては、不倫・過度の風俗通い・AVやポルノ動画の閲覧・マスターベーションといった特定の性的行動を過剰に繰り返します。これらは男性に多く見られ、過剰に繰り返すことによって人間関係に支障をきたしたり、借金など経済的な問題が生じたりします。しかし最近の症例を見ていると、強迫的性行動症は、必ずしも性行為を伴うわけではなく、男性だけの問題ではないように思います。

女性の強迫的性行動症で相談件数が増えているのは「恋愛依存」で、「男性依存」「恋人依存」「彼氏依存」と呼ばれることもあります。恋愛が生活の中心になりすぎて、他の重要なことを蔑《ないがし》ろにしてしまうために、社会的、経済的、対人的な問題が起きています。このあとのページで、女性の代表的な事例であるホストや地下アイドルへの依存について、詳しくお伝えしましょう。

強迫的性行動症とは?

強迫的性行動症も強い性衝動をコントロールできない疾患です。人間関係や経済的な問題を抱え、他の依存症を引き起こすこともあります。

性嗜好に関する認知のゆがみはない

性の嗜好に関するゆがみは見られないが、性行動がコントロールできないため、不倫や風俗通いによる家庭不和や経済的ひっ迫など、生活に支障をきたす。

男女ともに症状がある

男性は不倫や風俗通い、過度なマスターベーションなどが多く、女性はホスト狂いや地下アイドル依存による多額の借金が深刻で他の依存症を併発することも。

新たに病名として認められる

自らの性的欲求をコントロールできないことに苦痛を感じている。ICD-11で新しく病名として認められ、2019年には正式に承認、治療の対象となる。

強迫的性行動症の症状例

強迫的性行動症による不倫や風俗通い、マスターベーションがやめられず依存に陥る背景や心理は、以下のようなケースが多く見られます。

CASE 1
パートナーがいても不特定多数の人と関係を持つ

「妻への不満があったとき、たまたま知り合いの女性とセックスしたらイライラが発散できた。出会い系サイトに登録し、様々な女性と会うようになった。女性から必要とされている感覚があって満たされる」

CASE 2
妻には残業と嘘をついて風俗に通い続ける

「学生の頃に遊びでデリヘルを利用。その後結婚して子どもをもうけたがデリヘルを再開し、性行為有りのマッサージ店なども行くようになった。多いときは週1～2回。妻には残業と嘘をついて行く」

CASE 3
自慰行為をやめられず他のことが手につかない

「休みの日は昼間からAVを見て何回もマスターベーションをしてしまう。1日の終わりにはそれ以外のことが何もできなかったと後悔と罪悪感を抱く。仕事中にも変な気分になるとトイレでしてしまう」

など

貢いだ分だけ満たされていく!?「ホスト狂い」

担当ホストをナンバーワンにしたい！

ホストクラブ通いは、それ自体が悪いわけではありません。ただ、ホストに対してどんな手段を使ってでも多額の金額を貢いでしまう「ホスト狂い」と呼ばれる女性が増え、社会問題となっています。初めは非日常をちょっと楽しむだけのつもりで訪れても、ホストクラブで接客されると「自分は大事にしてもらっている」「愛されている」と感じ、承認欲求が満たされて二度三度と通い続けるようになります。担当ホスト（推しのホスト）をナンバーワンにできるのは私しかいないと強く思い込み、他の客よりも多額のお金を貢ぐことで自己顕示欲も満たされます。担当ホストと過ごす時間が一番の幸せであり、最優先になるのです。

担当ホストに真剣な恋愛感情を抱く、いわゆる「ガチ恋」状態になると、歯止めが利かなくなってよりお金や時間をつぎ込むように。担当ホストの売り上げに貢献するためならば、1回の支払いで数十万以上使うのは当たり前という金銭感覚になるのです。バイト代や給料だけでは足りるはずもなく、カード会社や消費者金融から借金してでも貢ぎ続けます。**借金が1000万円を超えてしまい、返済のために風俗に転職する、パパ活や売春を行うというケースも珍しくありません。さらに、自分自身が着飾るために高い服飾品を購入することが増えて買い物依存症に陥るケース、担当ホストにストーカー行為を行うケースもあります。**

ホストにハマって抜け出せなくなるまで

多額の借金を背負い、このままでは人生が破滅すると思っても貢ぎ続けてしまう「ホスト狂い」は、女性の強迫的性行動症の1つです。

＼楽しいから行こう！／

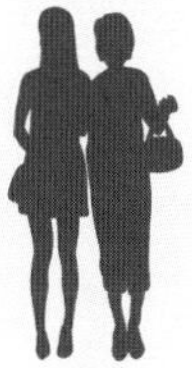

友達に誘われてホストクラブに行く

最初は「非日常を楽しむだけ」の軽い気持ちでホストクラブに行く。

＼君だけが特別だよ／

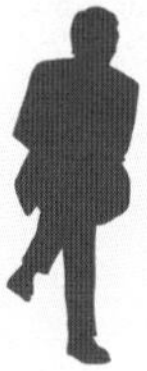

ホストに優しくされて承認欲求が満たされる

お姫様扱いに承認欲求が満たされ、ホスト通いがやめられなくなる。

＼貢ぐために稼ぐ！／

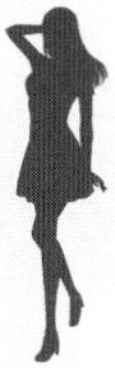

ホストに貢ぐために夜の仕事を始める

ホストに真剣な恋愛感情を抱くと、貢ぐために何でもするようになる。

担当ホストの売り上げに貢献したい

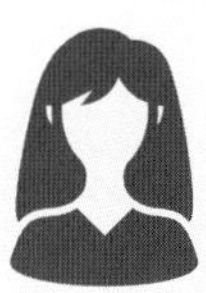

20代女性

- 大学生のときに友人に誘われて初めてホストクラブへ。彼氏とは比較にならないほど女の子扱いしてくれてうれしかった。一人でも通うようになり、お気に入り（担当）を見つけ、指名するように。担当ホストの売り上げに貢献したくて1回につき20万円ほど使った。

↓

- 居酒屋とコンビニのバイトでは足りず、キャバクラやガールズバーでも働いて、ホストクラブに毎日通った。同伴やアフターなど担当との時間が増えることがうれしく、体の関係もあった。誕生日やイベントには150万円ほど使うので、貯金では足りず金融会社から借りた。

↓

- 返済のために風俗で働いたが、稼いではホストに貢ぐので一向に返済は終わらず、うつっぽくなり精神科に通院。しかし、「将来結婚も考えているよ」の言葉に期待して貢いでしまう。もうやめたいと思うがやめられない。死にたいと思うこともあり、誰かに相談したくて受診。

課金するほど推しに近付ける!?「地下アイドル依存」

推し活のために盗みやパパ活も

18歳未満の少女たちが強迫的性行動症に陥る対象の大半は地下アイドルで、ユーチューバー、ティックトッカーの場合もあります。地下アイドルは、メディアにはほとんど露出せず、ライブやイベントなどを中心に活動しています。直接会いに行かなくても、ライブ配信を通じて投げ銭（課金）をすると、質問に答えてくれるなどで交流することができます。

これらの推し活は、依存しやすいポイントがいくつかあります。まず、握手券や写真券は1枚数百円〜数千円で、誰でも気軽に楽しめる設定になっています。至近距離での写真撮影や握手、ハグ、時間制デートなど、直接触れ合える有料オプションもあります。**お金や時間をつぎ込むほど、自分の存在が認知され、特別扱いしてもらえる構造になっているのです。**もっと触れ合いたい、もっと一緒にいたい、といった感情がエスカレートして数百万円使ってしまった事例もあります。さらに、**推し活のために親のお金を盗む、パパ活で稼ぐ、未成年なのに地下アイドルから性的行為を要求されるといったのトラブルも増えています。**

推しへの愛ゆえに執着するのをやめられなくなっている状態なので、大事なのは頭ごなしに否定しないこと。もし、身近な人が陥っていることに気がついたら、会話のできる関係を築きながら、受診をすすめてみてください。

地下アイドルにハマって抜け出せなくなるまで

地下アイドルは有名なアイドルよりもずっと身近。ハマってしまうと有料オプションのために100万円以上つぎ込む10代の子もいます。

＼めっちゃイケメン！／

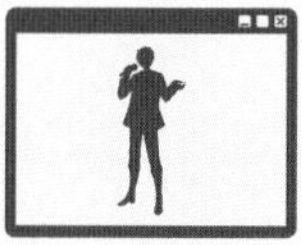

SNSなどで地下アイドルを知る

SNSで好みの地下アイドルを発見。ライブ日程をチェックして会いに行く。

＼実際に会える！／

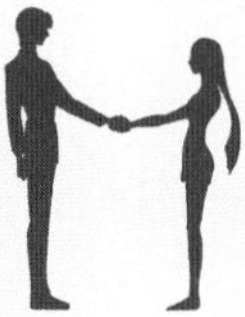

写真や握手、ハグなど近くで触れ合うことができる

課金すれば、写真撮影やおしゃべり、ハグも。優しい言葉をかけてくれる。

お金を払えば
＼デートもできる！／

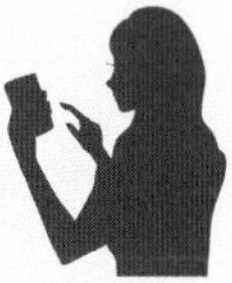

親のお金を使って推しに会うために課金する

ライブチケット代や交通費、グッズ購入……。お金はいくらあっても足りない。

推しに会うためにパパ活も……

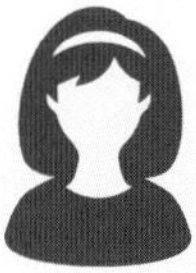

10代女性

● 高校卒業後に行ったホストクラブは、たばこ臭いしお酒好きじゃないしお金もかかるからやめた。代わりに行ったメンズコンカフェは地下アイドルが兼業している店で、イケメンが多くて、仲良くできて楽しかった。ライブに行ったら顔を覚えてくれていて話しかけてくれた。

↓

● そこからハマりお金を使うようになった。写真撮影は1枚2千円で1枚につき5分しゃべれるので何十枚も買った。月5～6万円。CDを買ったり、たくさん通ってポイントを貯めればデートができて恋人みたいにラブラブな時間が過ごせる。抱きつきOKで、抱きしめ返してくれる。

↓

● 会いに行くのにお小遣いだけでは足りないので、パパ活のようなことを何度もした。推しにお金を使うためだから抵抗感はなく、むしろ誇らしい気持ちだった。しかし家族にそのことが知られてしまい、精神科にかかるよういわれてしぶしぶ受診した。

性に対する問題行動への治療と対策

被害者への配慮と障害のサポートを重視

以前は性犯罪として被害者が存在する性嗜好障害と、犯罪ではないけれども生活に支障をきたしている性のトラブルとを明確に分ける基準が存在せず、他の依存症と同じ治療方針で治療するしかありませんでした。現在は、強迫的性行動症という診断概念が追加され、疾患として取り扱われることになっています。大石クリニックでも両者の診断名を分けて、治療方法も区別しています。

依存症治療には「いいっぱなし、聞きっぱなし」のルールのもとに加害者が集まって行われる自助グループ（P．120参照）への参加が有効です。しかしながら、**性嗜好障害には被害者が存在します。被害者が「私の知らないところで、加害者が私について話をしているのではないか」という思いを抱くだけでも二次的な被害となるため、自助グループを適用していません。治療は被害者のプライバシーに十分配慮したものであることが大前提だからです。**

強迫的性行動症については、本人がトラブルや生きづらさを抱えていないならば、夜の職業などに就いていても、個々の生き方は尊重されるべきものと考えています。ただ、**ホスト狂いや地下アイドル依存の場合、発達障害や軽度の知的障害が関連しているケースが多く、これらへの対処も必要です。もし、今の状態がつらいと思っているなら、気軽に相談することから始めてみませんか。**

適切な治療を受けよう！

犯罪者になりかねない性嗜好障害と人生を困難にする強迫的性行動症は、治療によってコントロールできるようになります。

性嗜好障害について

自分の嗜好は
変かもしれない……

もうやりたいと
思わない！

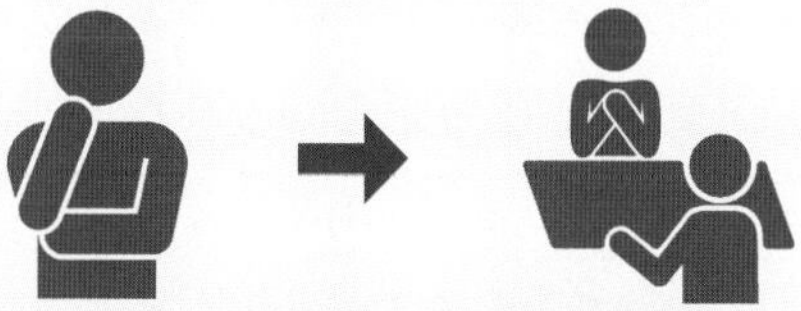

少しでも
思い当たれば
すぐに病院へ

治療を受けて
二度と
やらないようにしよう！

治療しないと再犯を繰り返す恐れが

性嗜好障害は治療せずに放置していると犯罪に発展しかねず、再犯率も高い疾患です。少しでも疑いがある場合は、一刻も早く、必ず専門医療機関を受診して、適切な治療を受けましょう。

強迫的性行動症について

誰にも迷惑かけてはいないけれど
できればやめたい……

仕事に集中！

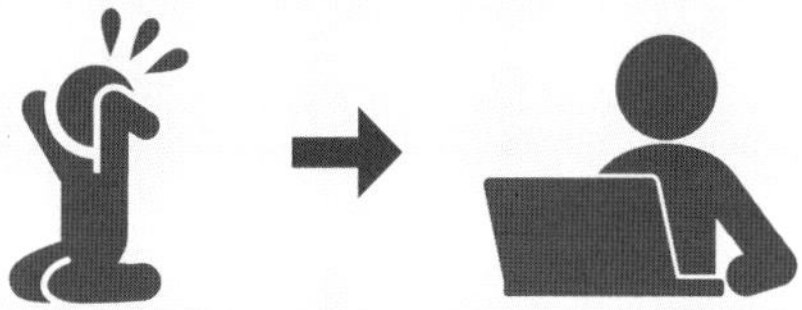

生活に
支障があったり
困っていたら病院へ

コントロールが
できれば
生活が楽になる！

治療によって性行動をコントロール

強迫的性行動症は治療が必要というわけではありませんが、疾患のために人間関係や経済面で問題を抱えがち。困っている場合は、1人で悩まずに専門家などに相談するとよいでしょう。

発達障害や軽度の知的障害との関連も

性に関わる依存症には、発達障害や軽度の知的障害を合併しているケースがあり、特にホスト狂いや地下アイドル依存に多く見られます。

column

刑務所に入所されている方、出所された方、そのご家族の方への当院の対応

法務省の調査によると、刑務所に入所中に帰住先が決まらないまま満期出所するケースや、出所後に仕事が見つからない場合は、再犯リスクが高いことがわかっています。再犯を防止するためには、まず帰住先を確保して仮釈放をもらうこと。さらに、経済的に安定した生活基盤を築き、定職に就くことが大変重要なのです。大石クリニックでは、現在刑務所に入所中の方を対象に、出所後の「医職住」のサポートを行っています。具体的には、院長の大石雅之が身元引受人となって、クリニックのグループホームを帰住先に決定します。また、経済的に困難な方には、生活保護の申請援助も行います。経済的に安定したら、治療プログラムに参加して再犯を防ぐとともに、就労訓練を利用して定職に就くことを目指します。これらのサポートを希望される方は、まずは大石クリニックの大石雅之宛にその旨の手紙を送ってください。その際ご自身の入所前の生活状況や、これまでの犯歴についても教えてください。すでに出所された方は電話にて初診のご予約を。本人が入所中で家族が相談に来たいという場合も対応可能です。まずは家族相談として電話にてご予約ください。

※住所、電話番号はP.125参照。

第5章

脱依存！
抱え込まずに
上手に生きる

現代社会のストレスと依存症の関係

ストレス解消のつもりだったのに……

　これまでお伝えしてきた様々な依存症からわかること、それは依存してしまう物質や行為、関係性といったもののほとんどが、私たちの日常の中にごく自然にある、非常に身近なものだということです。それに、**依存症になるかどうかは個人の資質よりも、状況や環境で大きく左右されます。今は依存症でなくても、もしかしたら近い将来、あなたもなる可能性のある疾患なのです。**

　現代社会に生きる私たちは、デリケートな人間関係や結果を出さねばというプレッシャー、先の見通せない将来、経済的不安など、いくつものストレスを抱えています。ストレスが全て悪いわけではありませんが、たまりすぎると心が疲れて認知のゆがみも生じやすくなります。**モヤモヤとした感情を解消したい、生きづらさを何とかしたいという気持ちで何気なくしたことが、依存症の入り口になるかもしれません。**例えば、仕事でもプライベートでも欠かすことのできないネットやスマホは、ギャンブル依存症やゲーム障害、強迫的性行動症を助長するツールにもなり得るのです。

　ストレスの解消や発散が目的の行為に、気が付かないうちに依存してしまうことは誰にでもあることです。もし依存状態になったとしても、きちんと治療すれば社会に復帰することもできます。

　第5章では依存症から回復するために知っておきたい大切なポイントをお伝えします。

ストレスを感じれば誰だって依存したくなる

ストレスや悩みを抱えているとき、手軽に解消できるものに手が伸びるのはよくあること。常習化せずに適度であれば問題ありません。

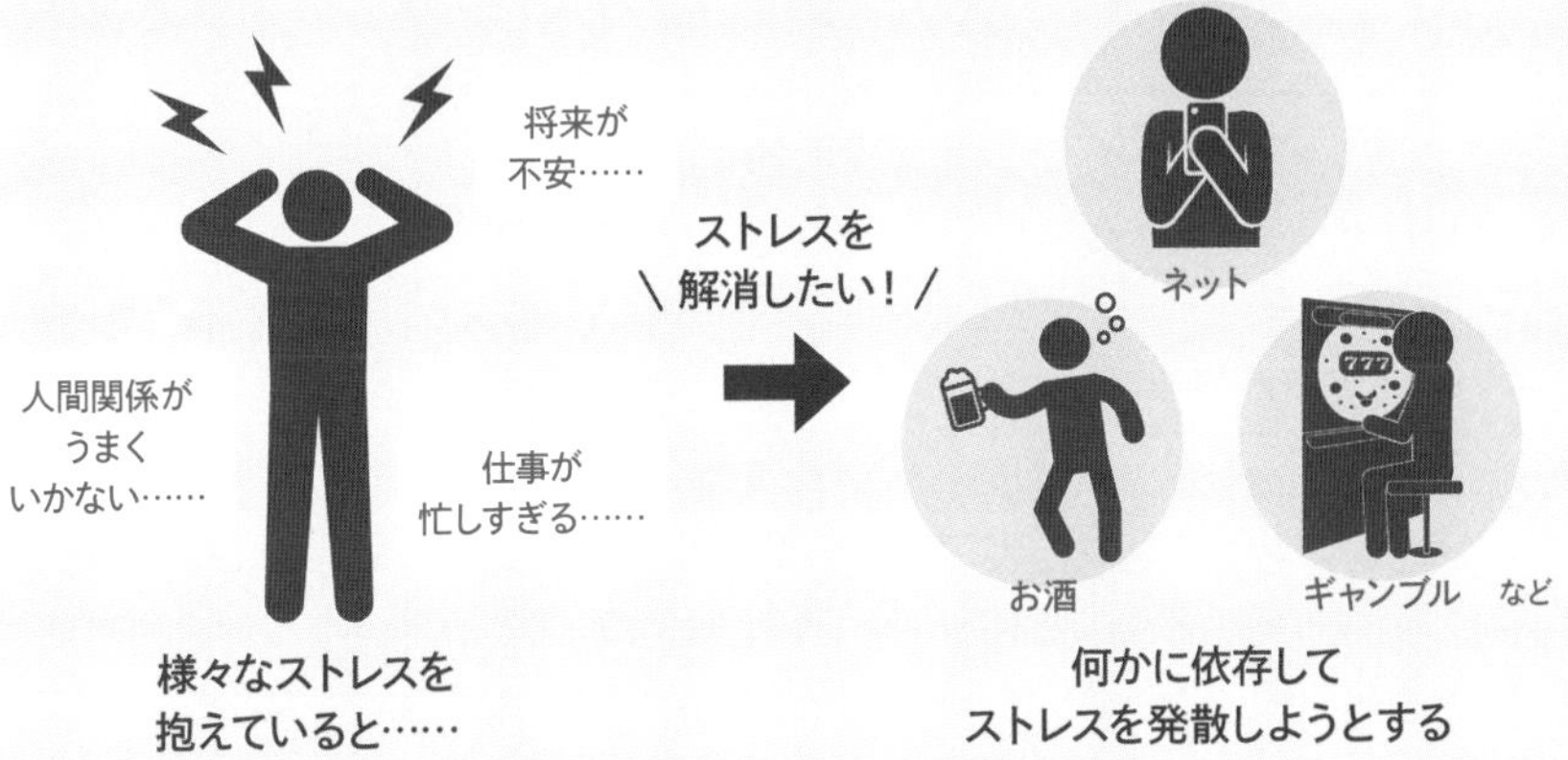

支障がない範囲を決めて楽しもう！

犯罪に関わるものはNGですが、お酒やゲーム、ギャンブル、買い物なども、ルールを決めてその範囲で楽しめるならOKです。

／ 上手に利用すれば依存状態にはならない！ ＼

依存症になっても回復はできる！

回復を支えてくれる人や仲間を見つけよう

依存している物質や行為などにより、脳の報酬系が活発になってしまう状態へと変化してしまうのが依存症。現在の医学では、この変化を完全に元通りにするのは難しいため、依存症は完治のない病気ともいわれています。

しかし、依存症の専門医として40年以上向き合う中で、治療の対象は大幅に広がっており、依存症に対するとらえ方や治療法も日々進化し続けています。時間はかかりますが、依存症から回復して社会生活を営むことは十分可能なのです。まずは専門家に相談するつもりで、気軽に受診してみませんか。どうしたらよいかを一緒に考えながら、心と体を回復させる方法を見つけて実践していきましょう。**自分1人でやめることは難しくても、患者の気持ちやつらさのよくわかる専門家やスタッフ、同じ依存から抜け出そうとしている仲間とともに、回復への一歩を踏み出してください。**

昔は入院治療が当たり前と思われていましたが、現在は入院・入所は必要なときのみ。通院治療でも効果を上げています。違法薬物依存やクレプトマニアなどであっても、大石クリニックでは受診して通報することはありません。**アルコールや薬物の場合、きっぱり断つのではなく徐々に減らして二次的な害を減らす「ハームリダクション」もあります。これは依存が続いていても見放さない支援の方法で、採用する国が増えています。**

悪い依存をよい依存に変えていこう！

やり場のない気持ちを晴らしたいときは誰にでもあります。
趣味や楽しみをたくさん見つけて、ストレスやモヤモヤを解消しましょう。

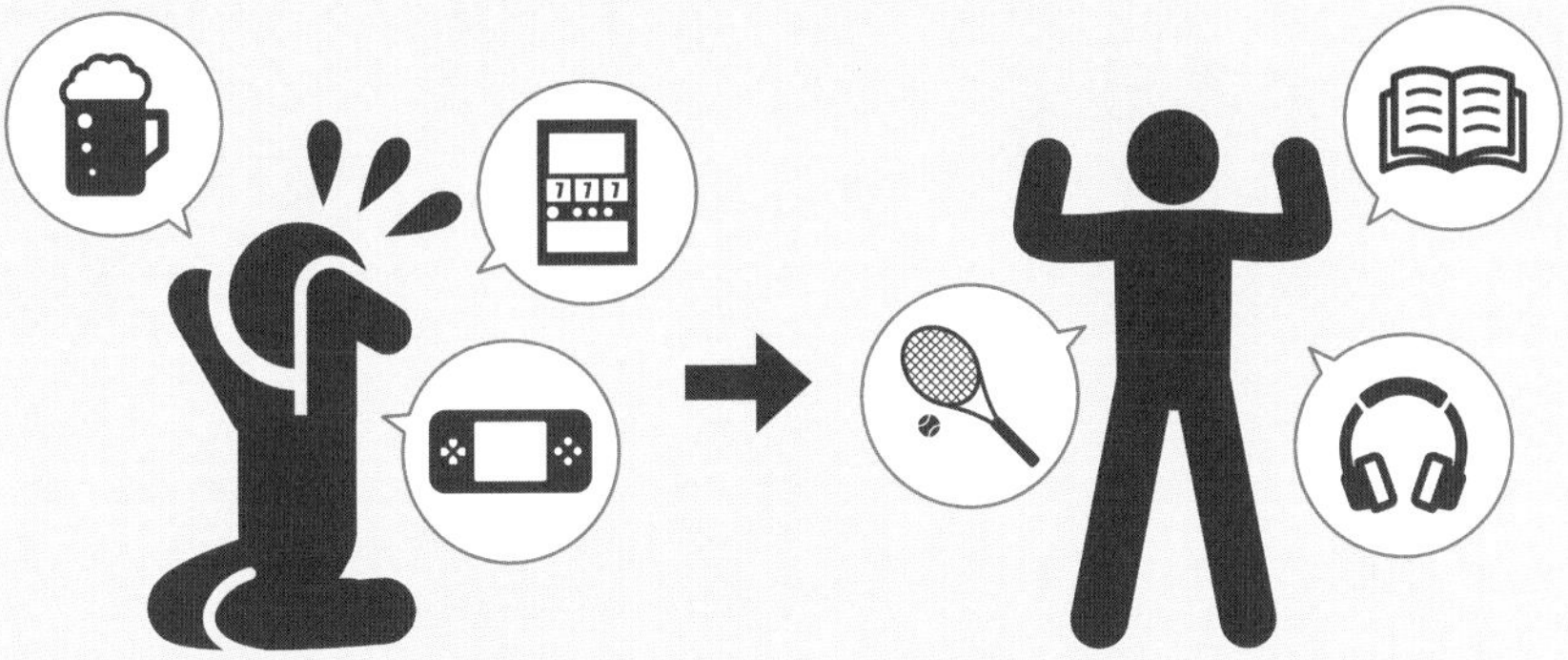

悪い依存をしている自分　　よい依存に変わった自分

まずは心や体を回復させよう

少しずつ減らしていこう

薬物やアルコールへの依存は、少しずつ量を減らしながら健康状態の改善を図る「ハームリダクション」という方法もある。

気軽にOK！専門家に相談しよう

依存症から抜け出すためには孤立しないこと。患者の気持ちやつらさをわかってくれる専門家やスタッフに相談してみよう。

なくても大丈夫な期間をのばしていこう

「二度とやらない」と必死に頑張るよりも「今日もやらずに済んだ」という日を1日ずつ積み重ねていくことが回復に繋がる。

入院や入所は必要なときだけ！

入院が効果的なケースもありますが、治療法は本人の希望を考慮して選択します。仕事を続けながら通院・通所して回復した人もたくさんいます。

依存症からの回復に失敗はつきもの

強い意志より賢く避ける

治療を開始しても、回復までには時間がかかります。順調な時期が続いて「もう大丈夫」と思っていたのに、またやってしまったということも珍しくありません。大切なのは、そこで自分を責めすぎたり、完璧を求めすぎたりしないこと。**「失敗はするもの」という前提で取り組み、失敗したら「自分がどのような状況で失敗しやすいのか」を知って、次に「どうやったら失敗を減らせるか」を考えながら続けていくことです。**

ここでは、多くの人がたどる回復の道のりを知っておきましょう。やめてから最初のうちはしんどさが募りますが、2週間ぐらいで少しずつ慣れます。2〜3か月くらいで心身の状態がよくなり「ハネムーン期」と呼ばれる時期が到来。それをすぎると、今度は退屈を感じたり、気分が落ち込んだりして「壁」にぶつかった状態になることも。この後は、「頑張ろう」という状態と「またやってしまった」という状態を繰り返しながら、新しい生活の再建ができるようになります。

Hungry（空腹）、Angry（怒り）、Lonely（孤独）、Tired（疲労）の頭文字を並べると「HALT（停止）」になります。アルコール依存の治療でよく使われる言葉で、避けたほうがよいものを指しています。**これを強い意志で乗り越えようとするのは失敗のもと。賢く避けることこそ依存から抜け出す最良の道です。**

依存症の回復には波がある

回復の途中にはどのような道のりをたどるのか、失敗しやすい時期や状況を知って、頑張りすぎずに続けることが大切です。

アルコール依存症の場合

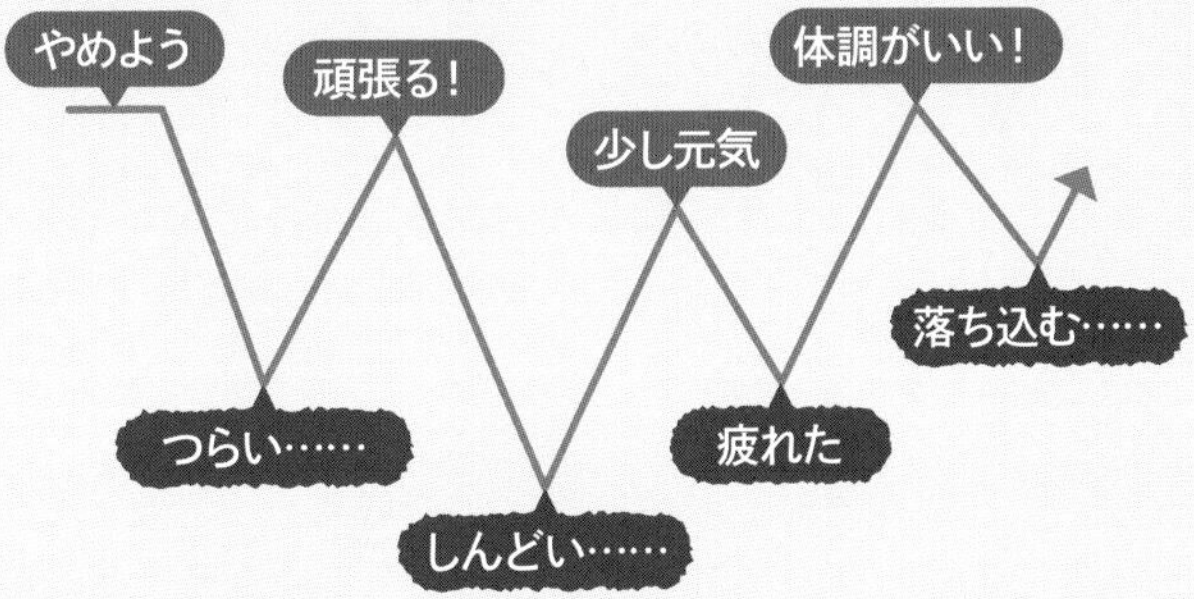

回復の道のりは山あり谷あり

調子がいい時期もあれば無気力になって落ち込む時期もある。たとえ失敗しても自分を責めすぎず、諦めず、一歩一歩進むことが大切です。

失敗しやすい状況を知っておけば上手に避けられる!

心身の状態によって失敗しやすい状況があります。どんな状況で失敗しやすいかを知っておくことで、避ける工夫をすることができます。

調子がよくなってハネムーン気分

最初のつらい時期を乗り越えて調子がよくなると「たまにはいいか」と油断して……。

徐々に退屈になってつらくなる

好調な時期の後にぶつかる壁。イライラや不安を解消できるものを求めがち。

人との繋がりを増やすなど「やめる」以外の活動を見つけよう!

失敗しやすい4つの状況

HALT(停止するの意)は要注意。覚えておいて賢く避けよう。

- Hungry …お腹が空いているとき。
- ※Happy……気分が上向きになりすぎているときも要注意。
- Angry ……人や出来事などに強い怒りを感じているとき。
- Lonely……孤独やさびしさ、疎外感を感じているとき。
- Tired ……心や体がひどく疲弊していると感じるとき。

依存症にはどんな治療方法があるの？

依存症の治療の中心は認知行動療法

アルコール、薬物、ギャンブル、ゲーム障害、クレプトマニアなど、依存症には様々なタイプがあり、依存の度合いも違えば、他の依存症や精神疾患を併発しているケースもあります。

世界中の医療現場で共通して行われている依存症治療の中心は、「認知行動療法」と呼ばれる精神療法です。認知行動療法では、なぜ依存症になってしまったのかを振り返ります。例えば「お酒を飲んだらすぐに眠れた」という成功体験から飲酒を繰り返すことになり、やがて「お酒がないと眠れない」という思い込みにまで発展します。長年かけて習慣化された考え方のクセや行動パターンを変えるには、どうしても時間がかかります。それでも、**認知行動療法で得たスキルを日々の暮らしの中で実践し続けていれば、やがて依存対象がなくても大丈夫と感じられるようになるのです。**大石クリニックでは、認知行動療法をはじめ、内観療法や読書療法、条件反射制御法、集団精神療法などを組み合わせて回復に繋げています。

ちなみに、アルコール依存症では断酒補助薬や飲酒欲求低減薬、抗酒薬などを服薬すると飲酒を避けやすくなります。また、抗不安薬や抗うつ薬によって、依存せずにはいられないつらさを和らげることもあります。**薬物療法はあくまで精神療法の補助的な位置付けですが、的確な処方によって治療効果が上がります。**

依存症の治療方法

治療のメインは、依存に陥ってしまう認知のゆがみや条件反射的な行動パターンを修正する精神療法。補助的に薬を使うこともあります。

様々な治療・支援方法

認知行動療法

依存によって習慣化した考え方や行動パターンを振り返り、適応的な考え方や行動へ修正する心理療法。

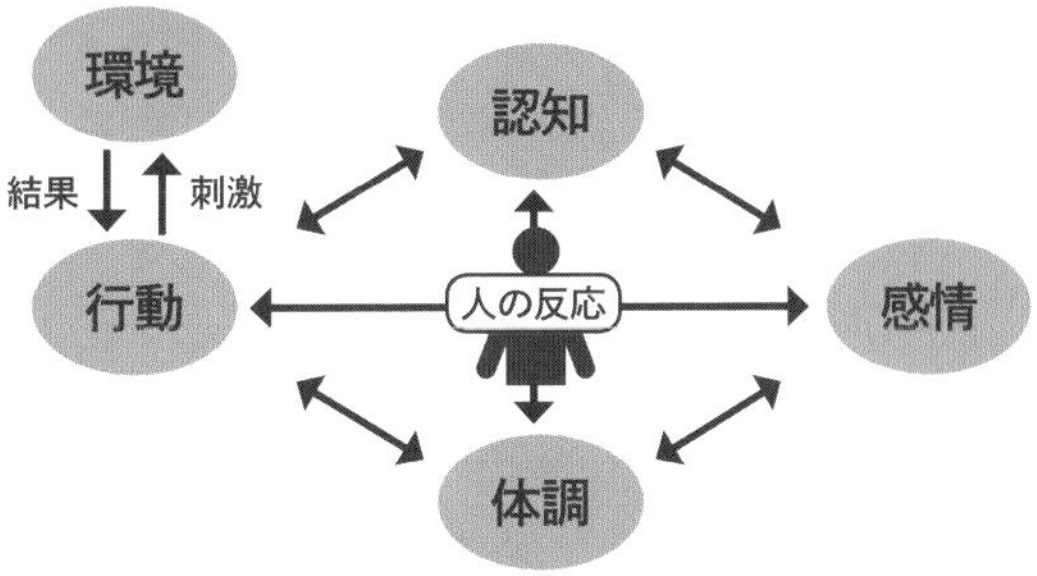

内観療法

身近な人からしてもらったこと、迷惑をかけたことなどを振り返り、信頼を深め、自己の存在価値を自覚。

読書療法

依存症関連の本を読んで、自身の病状と客観的に照らし合わせながら、自分のペースでじっくりと考える。

条件反射制御法

問題行動の引き金となる状況やものに接しても、反射的に欲求や衝動が生じなくなることを目指す。

職業訓練

社会復帰するための就労訓練や職場体験は、依存から回復するための大きなモチベーションになる。

依存症で処方される薬

渇望を抑える薬

アルコール依存症には飲酒欲求を抑える薬、性嗜好障害などには男性ホルモンを抑える薬など。

抗酒薬

抗酒薬を服用して飲酒すると、激しい動悸、吐き気、頭痛などの不快症状が生じ、飲酒を避けるようになる。

精神症状の改善薬

寝酒を防ぐための睡眠薬、依存症に多い不安感や焦燥感、抑うつ気分を改善する抗不安薬、抗うつ薬など。

「セルフ認知行動療法」で 考え方や行動を見つめ直そう！

ワークシートを使って、自分の考え方や行動を見つめ直してみましょう。方法は下記①～⑤までを記載するだけ。書き出すことで思考が整理でき、依存症のもととなる出来事を客観的にとらえられるようになります。数か月～半年を目安に、定期的にチェックしてみてください。長期休暇や試験など、イベントごとに行うと習慣化しやすいです。

【例 スマホを使いすぎていないかな……と思ったら】

① どのくらい使っているか把握しよう（時間、量、回数など）

- よく使うのはどんな日？
- あまり使わないときとの違いは？

↓

利用時間や使用量などを書き出すことで、理想的な使い方ができているか確認しよう。

memo

② 優先順位リストをつくろう

((例えば……))

1 睡眠
2 通院
3 家族との会話
4 スマホ
5 家事

→ やるべきことを確認し、順位が高いものから始める。定期的に見直して、優先順位が悪い方向に変化していないか確認しよう。

memo
1
2
3
4
5

③ 使用のメリットとデメリットを知ろう

《 例えば…… 》

メリット

- 夢中になれる。
- 時間がつぶせる。
- ストレスを解消できる。

デメリット

- 寝不足になる。
- 課金しすぎてしまう。
- やりすぎると体がつらい。

↓

使用することでどんな影響があるかを知り、現状のバランスをチェックできる。

memo

メリット

デメリット

④ 過剰使用を防ぐ環境や方法を考えてみよう

- 終わらせるタイミングを決めてアラームを設定する。
- 暇な時間をつくらないよう本を読むなど、別のことに使う時間を増やす。

↓

自分に合うやり方を見つけて実践してみよう。

memo

⑤ 他の活動内容を考えてみよう

- 以前からやりたかったけれどいまだにやれていないことは？
- スマホの使用時間が増える前は何をしていた？

↓

本を読む、音楽を聴く、映画を観る、スポーツをする、旅行に行くなど。

memo

「断る力」で依存症を遠ざける！

大事なことは曖昧にせずNOと伝える

順調にやめられていたのに、何かのきっかけで再び始めてしまうのはよくあることです。

例えば仕事の後の1杯。相手が親しみを込めて誘ってくると、断りにくく困ってしまいます。また、歓送迎会や打ち上げなど、大人数での飲食にはお酒がつきもの。悪気がなくても「飲めない人も参加するし、ノンアルコールもあるから大丈夫」などという人は、依存症のことを理解できていません。アルコール依存症の人は、テレビCMや電車・バスなどの広告を見ただけでも、頭の中が飲んでいるときの心地よさや高揚感でいっぱいになり、喉から手が出るほどアルコールを欲してしまうもの。対策として、**そういう「引き金」には近付かないのが一番です。お酒抜きで楽しく付き合える人間関係を増やしましょう。**飲み会に誘われやすい職場などでは、依存症について打ち明けられる人がいると回復の助けになります。

色々なシチュエーションを想定し、「上手に断る力」を磨いておくのも回復に欠かせないスキルの1つです。曖昧な返事をすると、相手に押し切られてしまう場合もあるので、お酒の席には出ない、ギャンブルはしないなど、大事なポイントはきちんと伝えましょう。その上で、飲み会の代わりにランチを提案するなど、相手の気分を悪くしない方法はいくらでもあります。断りにくいときは病気や主治医のせいにするのも1つの知恵です。

上手な断り方を身につけよう！

失敗してしまう原因の1つが「誘われてつい……」。そうならないために、断りにくい状況でもうまく切り抜ける方法を覚えておきましょう。

アルコール依存症の場合

《 よくある場面 》

職場の上司などに飲みに誘われる。

《 断り方の例 》

■ **病名を開示している場合**

「お誘いいただきありがとうございます。でも、今は依存症の治療で抗酒薬という薬を飲んでいるので、お酒を飲むと気持ち悪くなるんです。飲み会は難しいのですが、代わりに今度ランチに行きませんか？」

■ **病名を開示していない場合**

「誘っていただきうれしいです。でも、肝臓を壊していて、ドクターストップがかかっているんです。別の機会にランチはいかがでしょうか？」

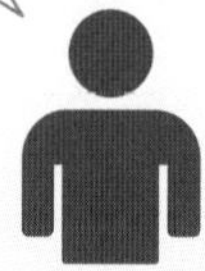

薬物依存症の場合

《 よくある場面 》

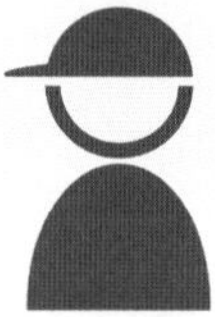

昔の仲間に出くわして誘われる。

《 断り方の例 》

「今、執行猶予中なんだ。保護観察付きで定期的に尿検やってるからさ、今できないんだ」

「依存症の治療で病院に通ってて、尿検査やってるから、使って陽性が出たらまずいんだよ」

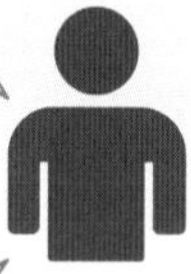

第三者のせいにして断ってもOK！

スムーズに断るためなら嘘をついても誰かのせいにしてもOKです。自分自身を守るために必要なことなので、相手に悪いと思う必要はありません。

知っておけば安心！病院での治療の受け方

守秘義務があるので安心して受診しよう

依存症から回復する一番の近道は、やはり専門の医療機関で治療を受けること。とはいっても、心療内科、精神科、神経科、精神神経科など、色々な診療科があって迷ってしまうかもしれません。依存症は精神科領域の疾患ですが、**多種多様でそれぞれの特性や重症度に合わせて治療することが重要なので、対応可能かどうかを受診前に電話やメールで問い合わせてみるとよいでしょう。**参考までに、大石クリニックでは左ページのような流れで診察を行っています。

　健康保険証を使って精神科を受診すると、会社に知られてしまうのではと不安になるかもしれませんが、医療従事者には守秘義務があるので心配は無用です。保険業務を扱う社会保険事務所や健康保険組合の職員も同様で、たとえ会社から情報開示請求があっても、本人の同意なしに答えることはありません。これは、家族からの問い合わせでも同じ対応になるので、患者本人と一緒に受診をするか、答えてもよい旨を本人から主治医にあらかじめ伝えておいてもらってください。

　本人が受診を拒否している場合は、家族や職場の人など、本人の状態をある程度理解している人も相談してください。この行動が本人の受診のきっかけに繋がります。また、家族の人は健康保険で家族相談、家族教室に参加が可能で、医療費を軽減する公費負担制度もあります。

依存症の診察の流れ

大石クリニックで行っている初診予約から診察・通院の流れをご紹介します。
家族、職場の方などからの相談も受け付けています。

本人が受診する場合

電話で予約	初診は所要時間が長く、枠が決まっているため、まずは電話で予約する。
ウェブで問診	当日、スムーズに診察を進めるため、前日までにウェブ問診に回答する。
（インテーク）	初回面接。専門スタッフが診察前に、詳しい相談内容を聞くことがある。所要時間は30分～1時間。
診察	主治医の診察を受ける。所要時間は30分～1時間。
治療方針を相談	診察を受け、通院の回数や参加する治療プログラムなど、今後の治療方針を決める。
治療開始	再診時は予約不要。主治医の診察時間から都合のよい日を選んで通院する。

家族が連絡する場合

電話で予約	本人が来たがらない場合は家族のみの受診も可能。電話で予約する。
ウェブで問診	当日、スムーズに診察を進めるため、ウェブ問診に回答。本人について尋ねるが、わかる範囲でOK。
相談（診察）	本人への対応はもちろん、それによる自身の心身の不調やトラブルについても相談できる。
家族向けのミーティングに参加	依存症の知識や本人への関わり方などを学ぶ。話すことで気持ちを安定させる目的も。

※家族以外の関係者の方も、まずはお気軽にお問い合わせください。

周りの人ができること＆避けたほうがよいNG対応

孤立しないよう支援者を求める

家族をはじめ周囲の対応は依存症の悪化や回復に大きく関わってきます。特に気を付けたいのが、「イネーブリング」と呼ばれる行動です。

具体的には小言、説教、叱責、世話焼き、尻ぬぐい、監視するなどが挙げられます。例えば、依存行為を心配して何とかやめさせたいと注意しても、本人は説教かと聞き流すだけ。また、飲みすぎて仕事に行けない本人の代わりに休みの連絡をする、ギャンブルの借金を肩代わりするなどの尻ぬぐいもNG。本人は依存をやめなければどうにもならないという自覚（底つき体験）ができず、まだ大丈夫とさらに悪化させてしまうのです。

一方、何とかやめさせたいと思っている家族や周りの人は、そのことで頭がいっぱいになり、自分のことを二の次にしてしまいがち。次第に無力感や自責の念にとらわれ、人付き合いを避けて孤立するケースもあります。このように家族などが疲れ傷付く姿を本人が見ることで、症状をさらに悪化させる要因にもなりかねません。

負のスパイラルを断ち切るため、まずは支援してくれる人を探しましょう。医療機関への受診を迷っているなら、地域の精神保健福祉センターや心の健康相談センターなどに相談するのも1つの方法です。依存症について専門知識を持つ相談員がいるので、イネーブリングにならない適切な対応の仕方についてもアドバイスを受けられます。

回復に繋がる支え方をしよう

本人のためによかれと思ってしてしまうイネーブリング（世話焼き）と呼ばれる行動。家族や周囲が疲弊するだけでなく、本人の回復の妨げにもなってしまいます。

「イネーブリング」をやめる

心配で何かしてあげたいという気持ちから「こんなに遅くまで何をしていたの？」と注意しても、本人は責められていると感じるだけ。嘘をついたり隠したり、怒りが残るだけ。

「I（アイ）メッセージ」を使いこなす

「約束したのに、なぜあなたはやめられないの？」といっても本当の気持ちは伝わらない。同じ意味でも「私はあなたのことが心配」と私を主語にするだけで相手の心に届きやすくなる。

「部分的責任」を考える

「お願いしたのになぜ忘れたの？」などと一方的に責めるのではなく「私がもう一度お願いしなかったのもよくなかったね」と部分的に責任を負うことで、相手が受け入れやすくなる。

周りの人が必死になるほど悪化させてしまう

本人が悪化するほど家族はやめさせようと必死になり、そのことが本人を追い詰めて「依存しなければやっていられない」という悪循環に。

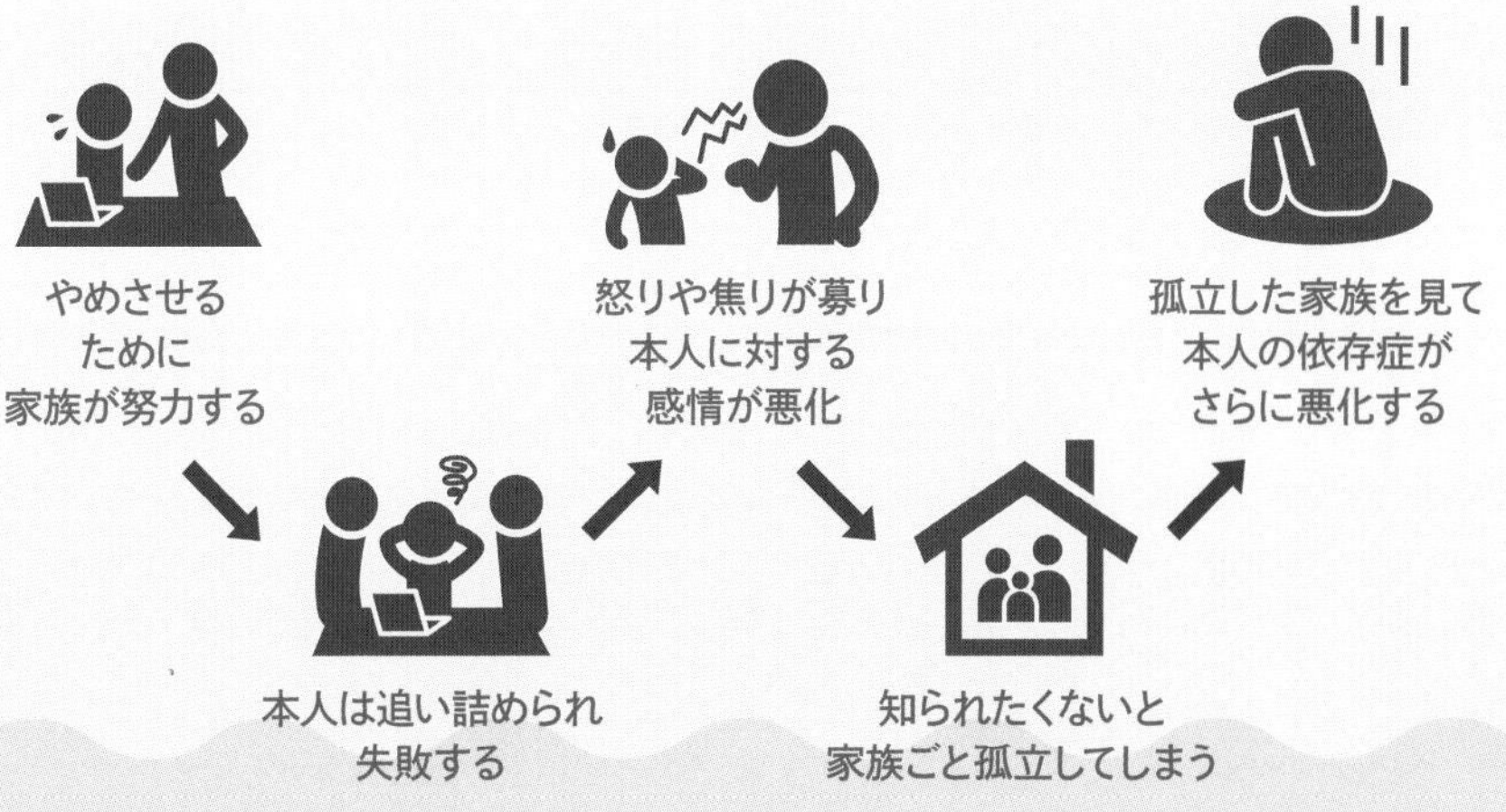

脱依存症に一番大切なのは孤独にならないこと

本音を吐き出せる「自助グループ」

依存症から回復するためには、自分が失敗してしまうシチュエーション（引き金）を賢く避け、衝動に押し流されないよう環境を整えて（錨《いかり》をおろす）、大丈夫だった日を1日ずつ積み上げることです。**引き金になりやすい状況を例えるなら、周囲とうまくなじめない、自分に自信が持てない、焦りやつらさから逃げ出したいといった寂しくて孤独なときです**。「どうせ自分なんてダメだ」「もうこれ以上我慢できない」という思いでいっぱいになっていることでしょう。

　そんな気持ちを安心してさらけ出せる場が、各地で活動を行っている「自助グループ」です。依存症の当事者が運営していて、「いいっぱなし、聞きっぱなし」が原則。話を遮られたり、的外れのアドバイスや批判を受けたりすることもなく、聞いた内容を外部に漏らしたりもしません。多くは本人が参加するグループと、家族や友人などが参加するグループとに分かれています。なので、「家族にはいいたくない」「本人には聞かせられない」と、普段は抑えている気持ちを遠慮なく吐き出すことができます。

　本音を語れる場は、本人にも家族にとっても大切です。同じような体験をしている人ばかりだから嘘をつかずに話せて、お互いにつらさもよくわかり、自分は1人じゃないと思えるのも非常に大きな支えになります。

「1回だけやめる」を続けていく

回復に必要なのは強い意志ではありません。失敗を賢く避けるための知恵や習慣。そして、大きな力になるのは同じ悩みを持つ仲間です。

引き金と その対処法を知る

お酒の席には出ない、パチンコ屋の近くを通らないなど、失敗しやすい状況を避ける。

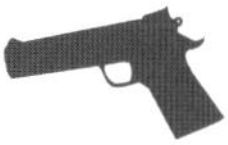

「する気にならない」錨を探す

周囲に断酒を宣言、自助グループに参加し続けるなど、誘惑に流されずに済む方法を見つける。

スケジュールを立てる

暇ですることがないと失敗しやすいので、手持ち無沙汰にならないよう予定を立ててそれを守る。

話せる人を見つけよう

同じように依存症に苦しむ仲間や体験者になら、家族にもいえない葛藤や本音をさらけ出せて、共感し合うこともできます。

頑張りたいけど
1人は不安……

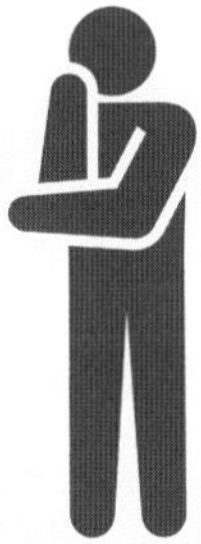

悪いルート

周りの人に正直に話さず
不安な感情や
困っていることを
隠してしまう

↓

依存状態に
逆戻り！

よいルート

自助グループに参加して
自分のことを話したり
同じ悩みを
抱えている人の話を聞く

↓

やめ続ける
力になる！

大切なのは強い意志より賢さ

強い意志があればやめられると思っていると、かえって失敗のもとに。引き金を賢く避け、「今日1日やめられた」をコツコツと続けましょう。

自助グループに参加しよう!

自助グループは、依存症からの回復を目指す過程で、
ありのままの自分が受け入れられる場所。
治療と並行して参加することができます。

自助グループについて知ろう!

自助グループって何?

同じ依存症を抱える人やその人を大切に思う家族などが自主的に交流し、体験や想い、情報などを共有し分かち合う集まり。気付きや癒やし、希望、問題解決への手がかりを得られることが多い。

通い続けることが大切! 複数参加もOK

当事者にしかわからない苦しさやネガティブ感情も安心してさらけ出せる自助グループは、複数か所でも参加できる。それぞれに個性があるので、通いやすくて自分に合うものを見つけよう。

主な自助グループのルール

☑ 「いいっぱなし、聞きっぱなし」

話を遮る、質問、アドバイス、批判、否定などを一切してはいけない。黙って聞くだけ。

☑ 自分のことを正直に話す

自分の本当の気持ちを大切にして、嘘をついたり取り繕ったりせずに、いいたいことを話そう。

☑ 聞いた話を外部で話さない

人にはいえないことでも安心して正直に話せるように、聞いたことを外部に漏らすのは厳禁。

☑ いいたくないことはいわない

いいたくないことは無理に話さなくてOK。何も話せないときは黙って耳を傾けるだけでもいい。

女性限定や当事者以外が参加できるものもある

年齢や性別、居住地などに制限のあるグループもあれば、当事者ではない人も参加できるオープンミーティングもあるので直接問い合わせてみよう。

本人向けの自助グループの体験談

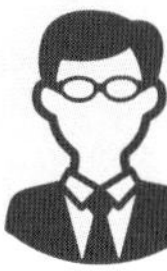

初めての断酒会※では、自分よりもひどい人生だった人がこんなにいるのかと驚き、そんな過去が想像できないほど回復していて、自分もそうなりたいと頑張る励みになりました。

※断酒を続けるための自助グループ。お酒に悩んでいる本人や家族も参加できる。

アルコール依存症
(50代男性)

参加した当初は、生々しい話や再使用の話が多く乗り気じゃなかった。でもやめたいのに結局またやってしまうつらさは自分と同じなので、頑張って続けてみようと思います。

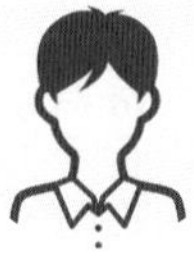

薬物依存症
(30代男性)

家族向けの自助グループの体験談

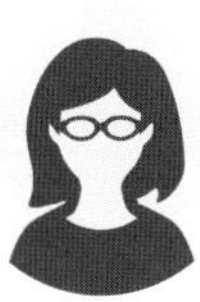

私の育て方が悪かったから息子が依存症になったと自分を責めていたけれど、他の母親の話を聞いてそうじゃないとわかりました。励まし合える仲間ができて心強いです。

アルコール依存症患者の母(60代)

自助グループに参加しよう

依存の対象	自助グループ	対象者			女性のみの開催	ウェブサイト
		当事者	家族	友人		
アルコール	アルコホーリクス・アノニマス(AA)	○	※	※	○	https://aajapan.org./
	全日本断酒連盟(断酒会)	○	○	○	○	https://www.dansyu-renmei.or.jp/
	アラノン家族グループ(Al-Anon)		○	○		http://www.al-anon.or.jp/
薬物	ナルコティクス・アノニマス(NA)	○	※	※	○	https://najapan.org/
	ナラノンファミリーグループジャパン(Nar-Anon)		○	○		http://nar-anon.jp/
ギャンブル	ギャンブラーズ・アノニマス(GA)	○	※	※	○	http://www.gajapan.jp/
	ギャマノン(Gam-Anon)		○	○		https://www.gam-anon.jp/

※この他にも、全国各地には様々な自助グループがあります。当事者以外が参加可能な「オープンミーティング」も開かれています。
詳細はウェブサイトでご確認ください。

依存症から脱却することはできる！

回復への一歩を踏み出そう

日常生活でよくある誘いや楽しみがきっかけで、ごく普通の人も依存症に陥る可能性があるのは、今まで繰り返しお伝えしてきた通りです。「こんなトラブルや犯罪も依存症が原因だったの？」と、意外に感じたこともあったでしょう。

原因不明の難病で苦しんでいるときに、「病気になったのは甘えているから」「もっと努力していればそんな病気にはならなかったはず」「家族は何をしていたのだ」「二度と病気にならないように厳しい罰を与える」と突き放されたら病気は治るでしょうか。**依存症の人に対し、こんな間違った対応がいまだに続いているのは、多くの人が病気について正しい知識を持たずに、思い込みや偏見だけでとらえているからです。**

イネーブリングは、本人の回復を妨げて家族も苦しみますが、医療機関への受診や自助グループに参加することで、よりよい関わり方ができるようになります。1人で何とかしようと思わず、家族だけでも訪ねてみましょう。また、症状が軽いうちのほうが治療の選択肢に幅があり、短期間での回復が見込めます。**医療機関によって受けられる治療には違いがあるので、自分に合ったものを探してみましょう。**

依存症は暗くて長いトンネルのようですが、光は必ず見えてきます。諦めなければ、何度でもやり直せるのです。

誰だってよい方向に変わっていける！

長い間、依存症に苦しんで「自分なんかもうダメだ、どうにでもなれ」と思っていた大勢の人や家族が、治療によって再び笑顔を取り戻しています。

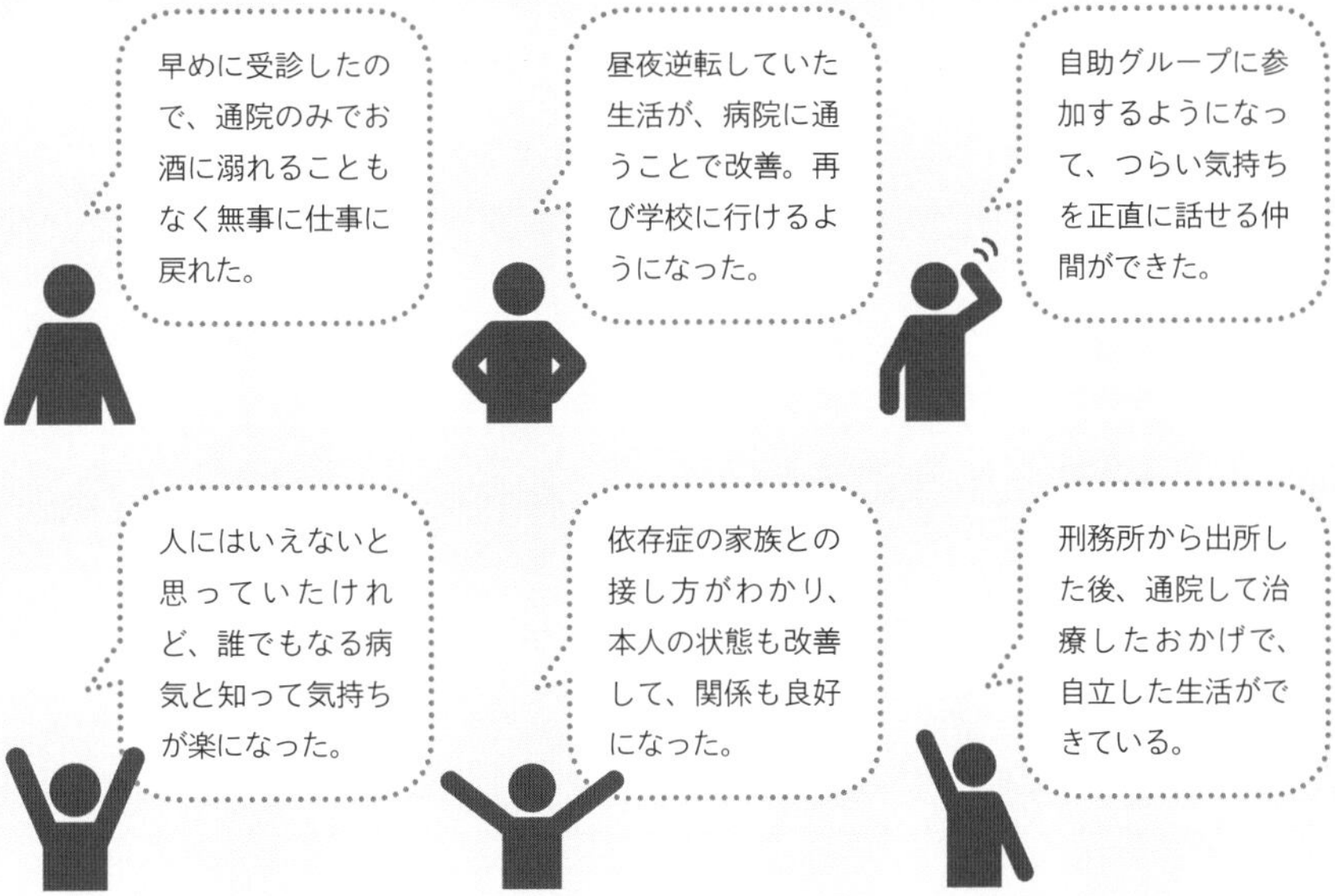

1人で抱える必要はなし！誰でも悪い依存から抜け出せる！

適切な医療機関を受診しよう

依存症は、きちんと治療をすれば乗り越えられます。わかっているのにやめられず苦しんでいるならば、専門の医療機関に連絡してみましょう。受診したほうがよいのか気になる場合は、ひとまず電話をしてみるだけでも大きな一歩となります。

連絡先

医療法人社団 祐和会

大石クリニック

〒231-0058
神奈川県横浜市中区弥生町4-41
TEL：045-262-0014（代表）

おわりに

依存症は「孤独をこじらせてしまった病」。

それは私たちが生きる社会の写し鏡でもあります。

だから、1人でも多くの人に依存症を正しく知っていただき、他の病と同じように受け入れられる社会になってほしい。

そして、誰にもいえずに苦しんでいる本人や家族、治療に結び付かないまま何度も罪を犯してしまう人や、その被害者を減らしたい。本書がその一助になれば、と心から願っています。

最後に「チーム大石クリニック」をご紹介しましょう。

依存症の進行に伴って、対人関係や就労、住まいなど、広い範囲に影響が及ぶため、医療的なケアだけでは不十分。

病気と向き合うだけでも大変なのに、行政サポートを受けるために、あちこち駆けずり回っていたら、疲れ切って諦めてしまうかもしれません。
それを防ぐために「チーム大石クリニック」では、他の領域や職種同士で連携し、障害者支援や居宅介護支援、就労支援、デイサービスなど、チームとして患者さんや家族をサポートし、多くの問題が解決する「ワンストップ支援」を行っています。

そのため、チームメンバーはどんどん増えて、現在は１００人以上。採用後に勉強して看護師、精神保健福祉士、公認心理師、栄養士、介護福祉士などの資格を取得した人も少なくありません。そのうち約２割を占める「リカバリースタッフ」は、依存症から回復し、治療に関わるようになった人たちです。

依存症とはどのような病なのか、身をもって体験した彼らの「大丈夫、必ず回復します」という言葉は、今まさに苦しんでいる患者さんや家族にとって、大きな希望になっています。

医療法人社団 祐和会　大石クリニック院長　**大石 雅之**

著者

大石クリニック院長　**大石雅之（おおいし・まさゆき）**

大石クリニック院長。精神科医、日本精神神経学会専門医、指導医、精神保健指定医、介護支援専門員。1979年東京慈恵会医科大学卒業。1991年栃木県立岡本台病院の診療部長を退職し、当時はまだ珍しかった、外来でアルコール依存症を治療するための専門クリニックを横浜市中区で開業。現在は社会の変化により、アルコールや薬物の他に、ネット依存・ギャンブル依存症・買い物依存症・クレプトマニア（窃盗症）・性嗜好障害などの症状を抱えた患者からの相談も増え、40年以上日々様々な患者に寄り添う治療を行っている。

【参考文献】

『ずっとやめたかったこと、こうしてやめられました。』（著者 汐街コナ／監修 大石雅之・サンマーク出版）
『依存症がわかる本 ― 防ぐ、回復を促すためにできること』（監修 松本俊彦・講談社）
『ニュートン別冊　精神の病気 依存症編』（監修 松本俊彦、鶴身孝介・ニュートンプレス）
※この他にも、多くの書籍やウェブサイトを参考にしております。

BOOK STAFF

編集　矢ヶ部鈴香、森田有紀、塩屋雅之（オフィスアビ）
編集協力　公認心理師・臨床心理士 菅野真由香、公認心理師・臨床心理士 桑名陽平（大石クリニック）
松本美和、南 朋子
装丁・デザイン　坂上恵子、渡邉真央、岡田聡美、高橋奈央、堀田優紀（アイル企画）
カバーイラスト　羽田創哉（アイル企画）
校閲　玄冬書林

短時間《たんじかん》でしっかりわかる

図解《ずかい》 依存症《いぞんしょう》の話《はなし》

2023年8月1日　第1刷発行

著　者　大石雅之《おおいしまさゆき》
発行者　吉田芳史
印刷・製本所　図書印刷株式会社
発行所　株式会社日本文芸社
〒100-0003
東京都千代田区一ツ橋1-1-1 パレスサイドビル8F
TEL.　03-5224-6460［代表］
内容に関するお問い合わせは、小社ウェブサイトお問い合わせフォームまでお願いいたします。
URL　https://www.nihonbungeisha.co.jp/

Printed in Japan　112230719-112230719Ⓝ01（300067）
ISBN 978-4-537-22121-3

編集担当：藤澤